Shalila Sharamon · Bodo J. Baginski

Goji

Die ultimative Superfrucht mit dem großen Nährstoffprofil

WINDPFERD

Zur Beachtung:

Die Autoren haben die im vorliegenden Buch beschriebenen Wirkungen von pflanzlichen Stoffen sorgfältig recherchiert, vielfach getestet, überprüft und gewissenhaft niedergeschrieben. Die Anwendung der hier aufgezeigten Möglichkeiten ist zwar bei vielerlei Symptomen und Erkrankungen äußerst hilfreich und unterstützend, doch ersetzen sie nicht automatisch den medizinischen Rat oder die Hilfe eines erfahrenen Heilpraktikers, Arztes, Psychotherapeuten oder Apothekers. Weder der Verlag noch die Autoren übernehmen eine Haftung für direkte oder indirekte Schäden irgendeiner Art, die aus den Informationen dieses Buches abgeleitet werden sollten. Die Autoren regen an, höchst gewissenhaft mit den dargebotenen Informationen umzugehen.

Windpferd Taschenbuch
10038

8. Auflage 2013

Umschlaggestaltung:
KplusH Agentur für Kommunikation und Design, CH-Amden,
Bildquelle Cover: © shutterstock
Illustrationen im Innenteil: siehe Bildnachweis S. 172
Satz und Layout: Marx Grafik & ArtWork
Gesetzt aus der Adobe Garamond
Druck: Himmer AG, Augsburg

MIX
Papier aus verantwortungsvollen Quellen
FSC® C095359

Printed in Germany
ISBN 978-3-86410-038-3
www.windpferd.de

INHALT

Erste Begegnung

Ich nahm den Hörer ab und hörte Shalilas völlig begeisterte Stimme: „Bodo, ich warte in der Werkstatt auf die Reparatur meines Wagens und lese gerade in einer amerikanischen Bio-Zeitschrift über das neueste Gesundheits- und Schönheitsgeheimnis der Hollywood-Stars. Es klingt unglaublich interessant. Hast du schon von Goji gehört?"

„Gucci, klar, exklusive italienische Mode, sündhaft teuer und eigentlich so gar nicht dein Stil, Shalila!"

„Nein, G-o-j-i, eine Art Superfrucht, die über eine schier unglaubliche Nährstoffkombination verfügen soll. Hier steht, diese exotischen Beeren enthalten dreitausend Prozent mehr an Antioxidantien als beispielsweise Orangen. Sie sollen über die größte bislang bekannte Nährstoffdichte aller Pflanzen verfügen!" –

Ich setzte mich also an meinen Mac und begann im Internet zu stöbern. Schnell stieß ich auf mehrere amerikanische Anbieter, die *Goji Berries* in verschiedenen Formen vertrieben und deren Inhaltsstoffe, Wirksamkeit und Potenz in einer Weise anpriesen, dass es kaum noch glaubwürdig erschien. Doch wenn sich auch nur die Hälfte der Aussagen bewahrheitete, wäre da immer noch eine enorme Menge drin!

Bei der weiteren Recherche erfuhr ich überrascht, dass die exotische Beere mit dem botanischen Namen *Lycium barbarum* seit langem auch in Europa heimisch ist und unter dem Namen *Wolfsbeere* oder *Bocksdorn* als blütenreiche Zierpflanze deklariert wird. Die gezielte Suche unter *Wolfsbeere* oder *Bocksdorn* ergab jedoch eine höchst unerwartete Überraschung. Immer wieder stieß ich auf die eindeutige Warnung: *Gefährliche Giftpflanze, nicht zum Verzehr bestimmt!*

Was ist hier los? Die einen loben: *supergesund,* die anderen warnen: *supergiftig!* Irrtum? Verwechslung? Wissenschaftliche Schlamperei?

Shalila war inzwischen wieder mobil und so durchstöberten wir gemeinsam unsere umfangreiche Bibliothek an Botanik-, Kräuter- und Heilkundebüchern und ebenso die mehrsprachige Fachbibliothek unserer Nachbarin, der bekannten Aromatherapeutin und Autorin Eliane Zimmermann, nach entsprechenden Hinweisen. Eine derart gehaltvolle „Wunderpflanze" sollte doch vielfach erwähnt sein. Oder sollte sich etwa deren Giftigkeit bestätigen?

Als schließlich eine der dicken naturkundlichen Schwarten im Namenregister die gesuchte Pflanze erwähnte, war der Kurzhinweis ernüchternd: *Giftpflanze, vor dem Verzehr wird gewarnt!* In einigen weiteren ehrwürdigen Fachbüchern aus unterschiedlichsten Epochen fanden sich vergleichbare Hinweise: *Vorsicht – giftig für Mensch und Tier – von dem Verzehr wird dringend abgeraten!* Selbst ausgewachsene Pferde und sogar Kamele könnten unweigerlich an dieser Pflanze, auch Teufelszwirn und Filzkraut genannt, zugrunde gehen, war mehrfach zu lesen. Gleichzeitig bestätigten alle Überprüfungen, dass es sich mit Sicherheit immer um die gleiche Pflanze handelte.

Inzwischen hatte jedoch einer unserer Freunde diese „ominösen *Goji Berries*" im nahe gelegenen Bantry entdeckt: und zwar nicht im Giftschrank, sondern im gut sortierten *Organico*-Naturkostladen. So machte ich mich eiligst auf den Weg und kaufte in großer Stückzahl alles, wo Goji draufstand – einige Sorten aus biologischem Anbau, sonnengetrocknet, konventionell angebaute Beeren und Müsliriegel mit Goji-Beeren von Dr. Gillian McKeith. Die sonst so schüchterne Lady an der Kasse zwinkerte mir verheißungsvoll zu.

Noch auf dem Heimweg verzehrte ich genüsslich eine vermutlich mehrfache „Überdosis" – jedoch ohne jegliche negative Auswirkungen. Schnell eroberten diese preislich relativ günstigen „Wunderbeeren" unsere Gaumen, bereicherten Fruchtshake-Smoothies, kamen ins Müsli und auch in die Suppe. Wir brauten Tees daraus, und immer stand ein Schälchen mit getrockneten Goji-Beeren zum

Knabbern auf dem Schreibtisch. Überraschend deutlich waren die spürbaren positiven Auswirkungen und sie steigerten sich mit der Dauer des Verzehrs auch noch. Freunde und Bekannte ließen sich begeistern und teilten Genuss und Wirkung mit uns.

Heute können wir mit Gewissheit sagen, dass die kleine rote Frucht sehr viel mehr bietet, als wir je erwartet hätten, und somit unsere Wertschätzung ohne jeden Zweifel verdient. Wir hatten uns zum Ziel gesetzt, alle relevanten Fakten zusammenzutragen, zu analysieren und allgemein verständlich darzustellen. Und – um es vorwegzunehmen – auch das geheimnisvolle Rätsel um die „Giftigkeit" der Goji-Beere fand Klärung. Gottseidank!

Als wir die Arbeit an diesem Buch beendeten, hatten die Ergebnisse von einigen hundert wissenschaftlichen Studien und Fachartikeln über die Goji-Beere sowie viele Erfahrungsberichte unsere Schreibtische gekreuzt: eine Fülle an Informationen, die uns das erstaunliche Wirkspektrum der Goji-Beere eröffnete und immer wieder staunen ließ.

In einer Zeit, wo der natürliche Nährstoffgehalt in unserer Nahrung stetig magerer wird, sollten wir ein derart konzentriertes Geschenk der Natur nur willkommen heißen. Ohne übersteigerte Erwartungen an Wunderheilungen können wir der Goji-Beere einen wohlverdienten Ehrenplatz als außergewöhnlich Kraft spendende und heilsame Nahrung zuweisen. Vieles spricht dafür, dass sie unter den *Superfoods* tatsächlich den ersten Rang einnimmt – vollgepackt mit einer Fülle an Nähr-, Schutz- und Heilstoffen, die ihresgleichen sucht.

So möchten wir dazu einladen, mit uns auf den folgenden Seiten die geheimnisvolle kleine rote Beere und ihr außergewöhnliches gesundheitliches Potential zu entdecken.

Bodo J. & Shalila

September 2007

Der Goji-Brunnen

An der Hütte des buddhistischen Mönches befindet sich ein Medizinstrauch,
daneben ein einsamer eiskalter Brunnen,
beide an ein gemeinsames Schicksal gebunden.
Der Brunnen führt Quellwasser, und der Strauch hat magische Wirkung.
Die dunklen Blätter von smaragdgrüner Farbe bedecken die Steine der Mauer.
Am runden Zweig glänzen reife Früchte, feuerrot.
Doch in Wahrheit sind dort verborgen die Ruten der Unsterblichkeit,
während uralte Wurzeln die Gestalt glücksbringender Hunde besitzen.
Das Heilmittel wirkt wie Zauber. Sein Geschmack ist so süß wie Tau.
Und du mußt wissen, für ein langes Leben genügt schon ein bißchen.

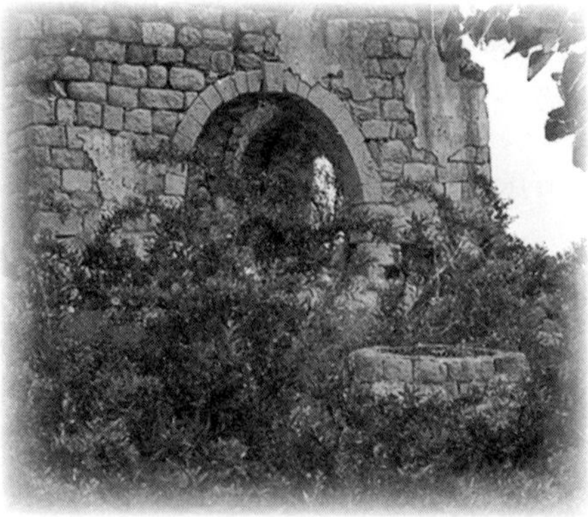

Dieses Gedicht findet sich im *Ben Cao* („Des Kaisers Apotheke") [24], das auf Veranlassung des Ming-Kaisers Xiao Zong zu Anfang des 16. Jahrhunderts entstand. Es soll von dem Einsiedler Liu Yuxi (772–842) stammen. Die Goji-Pflanze wird hier *Lycium sinense* genannt.

Die Überlieferung erzählt von einem Brunnen neben einem bekannten buddhistischen Tempel, der mit Goji-Zweigen bedeckt war. Über die Jahrhunderte hinweg fielen unzählige Goji-Beeren in den Brunnen hinein. Menschen, die dort regelmäßig beteten und von dem Wasser tranken, erfreuten sich einer ausgezeichneten Gesundheit. Selbst im Alter von achtzig Jahren besaßen sie noch gesunde Zähne und ihre Haare waren noch nicht weiß.

Jahrtausendealter Lebensquell der Asiaten

Drei Pflanzen nehmen in der chinesischen Kräuterheilkunde einen außergewöhnlichen Rang ein: Ginseng, Grüner Tee und Goji-Beeren. Unter diesen dreien wird wiederum die Goji-Beere am höchsten eingestuft, ja teilweise regelrecht verehrt. Professor Songquiao Chao schreibt dieser Beere ein größeres Spektrum an positiven Wirkungen zu als irgendeinem anderen Schatz ihrer an natürlichen Heilmitteln überaus reichen Tradition[94] und sie ist unverzichtbarer Bestandteil unzähliger Kräuterformeln.

Die kleine rote Beere wird zur Stärkung von Blut, Leber und Nieren eingesetzt, gegen Schwäche und Impotenz, zur Unterstützung des Immunsystems, zur Behandlung von Herzerkrankungen und Bluthochdruck sowie zur Erhaltung der Sehkraft. Auch Schwindel, Tinnitus und Kopfschmerzen werden damit angegangen und etliches mehr. Neben den Früchten kommen die Blätter, die Samen sowie die Rinde und die Wurzeln zur Anwendung. In ländlichen Gegenden, wo sich die traditionelle Kräutermedizin am stärksten erhalten hat, ist die leuchtend rote Beere bis heute Bestandteil der täglichen Nahrung. Sie findet sich in Eintöpfen, Suppen und Soßen und wird in getrockneter Form wie Rosinen gekaut. Außerdem werden Goji-Beeren zu erfrischenden und anregenden Getränken wie Tee, Saft oder Wein verarbeitet.

Das Hauptanbaugebiet der Goji-Beere liegt in der autonomen Provinz Ningxia im nördlichen Zentralchina, am Fuße eines riesigen Bergmassivs, das sich im Nordosten an den Himalaya anschließt. Hier erhielt die kleine rote Beere sogar ihr eigenes Fest. Jedes Jahr im August wird sie zur Erntezeit mehrere Tage lang mit Musik, Tänzen und Ansprachen gefeiert. Interessanterweise sind in dieser Provinz mehr Hundertjährige anzutreffen als in irgendeinem anderen Teil Chinas. Ihre Anzahl ist wahrhaft erstaunlich: Statistiken des regionalen Gesundheitsbüros zeigen, dass in dieser Region uralte Menschen 16-mal häufiger vorkommen als in der übrigen Nation.

Die erste Erwähnung einer Beere mit allen Charakteristika der Goji-Frucht ist in einer Schrift zu finden, die auf die Erkenntnisse des „Göttlichen Landwirts" und Herrschers Shen Nung zurückgeht, der etwa um 2600 v. Chr. lebte. Dort heißt es: „Die Beere nährt und stärkt die Lebenskraft des Körpers, sie erneuert den Zufluss an Körperflüssigkeiten, beruhigt den Geist, erfrischt und regeneriert die Haut und die Augen." [77]

Wenn man den Überlieferungen glauben darf, war Shen Nung eine höchst außergewöhnliche Persönlichkeit, der bei seinem Volk die Landwirtschaft und Kräuterheilkunde einführte. Er wird als einer der drei größten Helden, ja als eine der Säulen chinesischer Kultur verehrt. In seinem Forscherdrang testete Shen Nung vor allem an sich selbst die Wirkungen Hunderter von Pflanzen. Bei seinen Exkursionen in die umliegenden Wälder kostete er immer wieder die vielen unbekannten Kräuter, denen er begegnete. Dabei ließ er ihren Geschmack auf der Zunge zergehen, um die ihnen innewohnende Heilkraft zu bestimmen. Einige Überlieferungen gehen so weit, ihm einen durchsichtigen Magen zuzuschreiben, so dass er die Wirkung seiner ungewöhnlichen Mahlzeiten auf die inneren Organe beobachten konnte. Wahrscheinlicher ist, dass er „lediglich" über eine außerordentlich große Sensibilität und eine ausgezeichnete Beobachtungsgabe verfügte.

Shen Nung war wohl der Erste, der Pflanzen in ein System einordnete – darunter befand sich auch die heute als Goji-Beere bekannte Frucht. Von mehreren hundert Pflanzen, Mineralien und Tierextrakten fertigte er Grafiken und Beschreibungen an. Ausgrabungen in neuerer Zeit förderten zahlreiche Ochsenknochen und Schildkrötenpanzer zutage, die mit entsprechenden Zeichnungen und Symbolen bedeckt waren (Papier war zu jener Zeit noch unbekannt). Viele dieser Funde werden dem Forschergeist Shen Nungs zugeschrieben. Der Großteil seines Wissensschatzes aber wurde durch mündliche Überlieferung erhalten – über erstaunliche 23 Jahrhunderte hinweg –, bis ein unbekannter Autor der Han-Dynastie etwa um 200 v. Chr. diesen Reichtum an Wissen in einer umfangreichen Schriftensammlung zusammenfasste.

Dieses Werk, bekannt als *Materia Medica des Göttlichen Landwirts,* wurde vor einigen Jahren ins Englische übersetzt *(Materia Medica of the Divine Husbandman)*[77]. Es ist ein historischer Schatz, der aller Wahrscheinlichkeit nach den Ursprung der Traditionellen Chinesischen Medizin darstellt.

Die darin beschriebenen Kräuter und Pflanzen wurden in drei Kategorien eingeteilt: Die Pflanzen der höchsten Kategorie korrespondieren mit dem Himmel, der das Leben erhält und den Körper verjüngt. Sie weisen keinerlei Toxizität auf. Die Pflanzen mittlerer Klasse korrespondieren mit der Menschenwelt. Sie sind anregend und wohltuend für die menschliche Natur und weisen einige therapeutische Wirkungen auf. Die niedrigste Rubrik korrespondiert mit der Erde. Sie heilt Erkrankungen und besitzt oft eine gewisse Toxizität.

Dabei ist auffällig, dass den heilenden Pflanzen ein geringerer Wert zugeschrieben wird, während die als verjüngend und regenerierend geltenden als ihnen überlegen betrachtet werden. Hier zeigt sich eine Charakteristik der chinesischen Medizin, die sich bis in unsere Zeit erhalten hat: Vorbeugen ist besser als heilen!

Wo aber ist in dem erwähnten Dreiersystem die Goji-Beere einzuordnen? Eine der wichtigsten Eigenschaften der Beere, die schon Shen Nung erwähnt, ist die Stärkung von Chi. Das Chi ist gemäß der chinesischen Philosophie die zentrale Lebensenergie, die alles Lebendige durchströmt. Sie zirkuliert im gesamten Körper und bestimmt unsere grundlegende Vitalität. In einem *Handbuch für Ärzte*[76] der Ming-Dynastie (1368–1644) heißt es dazu: „Der regelmäßige Verzehr der Goji-Beeren reguliert den vitalen Fluss der Energie, stärkt den gesamten Organismus und schenkt ein langes Leben.“[12]

Als ein Mittel zur Lebensverlängerung und Vermehrung der Lebenskraft dürfte die Goji-Beere bei der erwähnten Einteilung den himmlischen Mitteln zuzuschreiben sein, obwohl sie zweifellos auch therapeutische Eigenschaften besitzt.

Doch noch eine weitere traditionelle Zuordnung ist aufschlussreich und interessant. Die universale Lebensenergie manifestiert sich nach der chinesischen Philosophie in zwei grundlegenden Kräften: Yin und Yang. Yang steht für die männliche, schöpferische Energie. Es symbolisiert kraftvolle Aktion, nach oben und außen gerichtete Bewegung, Hitze, Trockenheit, Helligkeit, Leichtigkeit, Schnelligkeit und Aktivität. Yin repräsentiert die weibliche, empfangende Kraft: Ruhe, nach innen und unten gerichtete Bewegung, Kälte, Feuchtigkeit, Dunkelheit, Schwere, Langsamkeit und Passivität. Yin und Yang sind in allem erhalten, was existiert. In ihrer Gegensätzlichkeit und ständigen Interaktion stellen diese beiden Kräfte das Spiel der Schöpfung in seinen unzähligen Ausdrucksformen dar.

Ein grundlegendes Bestreben der chinesischen Medizin besteht darin, die Kräfte von Yin und Yang stets in einem harmonischen, ausbalancierten Zustand zu halten. Dementsprechend sieht die chinesische Lehre in jeder Erkrankung eine Störung dieses energetischen Gleichgewichts.

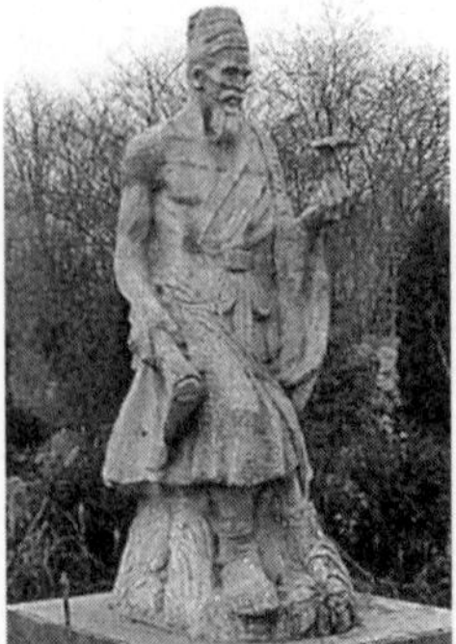

Die Statue zeigt Shen Nung

Die Goji-Beere verstärkt laut der Überlieferung die Qualität von Yin und damit Eigenschaften, die in unserer schnelllebigen Zeit mit ihrer oft „hitzigen" Aktivität und den damit korrespondierenden Erkrankungen einen wohltuenden Ausgleich schaffen: Ruhe, Gelassenheit und Rückbesinnung.

Nun war der „rote Diamant", wie die Goji-Beere in den alten Schriften häufig genannt wurde, nicht nur bei den Chinesen für ihre vielfältigen Heilwirkungen bekannt. Auch die Kulturen anderer Länder nutzten ihr therapeutisches Potential, und sie findet sich in manch einer überlieferten medizinischen Abhandlung erwähnt. Hier seien beispielsweise die Tibeter, Mongolen, Nepalesen, Bhutanesen und Inder erwähnt [19]. Zweifellos gab es schon in alter Zeit einen Austausch zwischen diesen benachbarten Kulturen. Doch sollten wir auch bedenken, dass sich die Grenzen vieler Länder bis in unsere heutige Zeit immer wieder dramatisch verschoben haben, so dass eine Zuordnung zu bestimmten Völkergruppen nicht immer eindeutig ist.

Verlassen wir nun die Gefilde der Tradition und schauen uns an, was die Forscher unserer Zeit über die Goji-Beere zu sagen haben. Die moderne chinesische Wissenschaft konnte an diesem „nationalen Schatz", wie die Goji-Beere häufig genannt wird, nicht einfach vorbeigehen. Inzwischen hat sie über die überlieferten Anwendungsmöglichkeiten hinaus viele weitere Erkenntnisse und therapeutische Wirkungen zutage gefördert.

So ist beispielsweise in einem Report der Staatlichen Wissenschaftlichen und Technologischen Kommission von China die Wirksamkeit der Goji-Beere bei der Vermehrung von weißen Blutkörperchen, der Polizei des Immunsystems, sowie auch zum Schutz der Leber und der Senkung von Bluthochdruck dokumentiert. Auch eine Abnahme des Blutzuckers wurde verzeichnet, und der Beere wird eine insulinähnliche Funktion zugeschrieben – eine gute Nachricht für Diabetiker. Der Bericht der Kommission gibt sogar an, dass die Beere das Wachstum von Krebs verringere. Zudem konnten Zeichen des Alterns im Blut merklich revidiert und auf einen jüngeren Status zurückgebracht werden. Im Laufe der Zeit wurden noch viele weitere Erkenntnisse hinzugefügt. An späterer Stelle werden wir uns anschauen, inwieweit die überlieferten Anwendungen mit den Forschungsergebnissen der modernen Wissenschaft in Ost und West übereinstimmen und was die Goji-Beere neuesten Erkenntnissen gemäß tatsächlich für uns tun kann.

Doch zunächst wollen wir erkunden, wo die Urspünge dieser Pflanze liegen und wo überall sie ihre Wurzeln geschlagen hat.

Herkunft und Verbreitung der Goji-Beere

Die ursprüngliche Heimat der Goji-Pflanze *(Lycium barbarum)* liegt bis heute im Dunkeln, doch spricht vieles dafür, dass sie erstmals in den weiten Gebieten zwischen Südosteuropa und Südwestasien auftrat. Der griechische Arzt Dioscurides (1. Jh. n. Chr.) gab der Pflanze in seinem großen Standardwerk *De Materia Medica*[18] den Namen *Lykion,* „Pflanze aus Lykien", woraus sich das spätere *Lycium* ableitet. Lykien ist eine reizvolle Landschaft im Südwesten der Türkei[15].

Die älteste Beschreibung der Pflanze stammt aus China, wie 4600 Jahre alte Funde bezeugen. Es ist anzunehmen, dass sie sich bereits zu jener Zeit auch in die benachbarten Länder Asiens ausbreitete. Auch im Kaukasus und in Nord- und Südafrika hat sie sich gemäß botanischer Fachbücher schon früh angesiedelt.

Ihr Vorkommen in Westeuropa ist dagegen noch verhältnismäßig jung. Führende Botaniker sind der Meinung, dass die Pflanze um 1740 in Europa angesiedelt wurde. Carl von Linné*, ein bedeutender schwedischer Naturforscher und Botaniker, beschrieb sie erstmals im Jahre 1753 in seiner Pflanzen-Taxonomie, einem umfangreichen Standardwerk systematischer Botanik, unter dem Namen *Lycium barbarum.***

* Der herausragende schwedische Naturwissenschaftler Carl von Linné (bzw. Carl Nilsson Linnaeus oder Carolus Linnaeus, 1707–1778) legte die Grundlagen der modernen abendländischen Pflanzen-Taxonomie (binominale Nomenklatur), auch *Linnésches System* oder moderner *The International Plant Names Index* genannt. Alle von ihm beschriebenen Pflanzen tragen den Zusatz L.

** Bei unseren umfangreichen Recherchen fanden wir überraschend eine noch ältere Quelle: Bereits im Jahre 1623 beschrieb Kaspar Bauhin[2], Professor für Botanik und Anatomie, in seinem 6000 Pflanzen umfassenden Werk *Pinax Theatri Botanici* eine Pflanze namens *Lycium hispanicum* (Nr. 478), bei der es sich aller Merkmale entsprechend ebenfalls um *Lycium barbarum* gehandelt haben dürfte. Bauhin vermutete eine mediterrane Herkunft dieses Strauches, deshalb seine Bezeichnung *Lycium hispanicum,* was auf eine spanische Herkunft hinweist.

Eine spätere pflanzenkundliche Veröffentlichung aus dem Jahre 1885 erwähnt das Vorkommen des Strauches in Deutschland, der Schweiz und Österreich[83]. Das immense gesundheitliche Potential der Pflanze erkannte im Westen jedoch offensichtlich niemand. Stattdessen wurden die Büsche als Ziersträucher und Hecken in Anlagen, Parks und Gärten gepflanzt, später auch als Befestigung an Autobahnböschungen, da ihr breites Wurzelwerk steile Hänge vor dem Abrutschen bewahrt. Heute wachsen die Büsche meist wild in unkultivierten Landschaften ganz Europas. Wo sich die Büsche einmal angesiedelt haben, kommt es in den meisten Fällen rasch zu einer weiteren Ausbreitung der Pflanze. Nicht selten findet sie sich auch auf innerstädtischen Brachflächen (wie beispielsweise in Berlin im Bereich der früheren DDR-Grenze) oder in der Nähe von Schutthalden, stillgelegten Bahnhöfen, verlassenen Fabriken oder Gebäudekomplexen.

In Großbritannien gilt der Bocksdorn als sogenannter Gartenflüchtling, der sich aus Gärten und Parks landesweit wild bis an die äußersten Küstenstreifen ausbreitete[9]. In der Slowakei gehört die Pflanze derzeit zu den 15 am stärksten expandierenden Neophyten (Pflanzen, die sich neu eingebürgert haben).

Wann der Strauch den Sprung über den Ozean schaffte, können wir nicht genau sagen, doch in einem amerikanischen Botanikbuch aus dem Jahre 1913 ist sein Vorkommen in den USA und

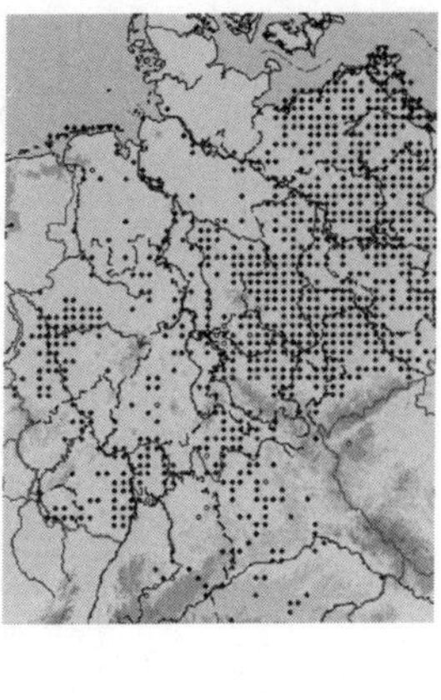

Verbreitung von *Lycium barbarum* (Bocksdorn bzw. Goji-Pflanze) in Deutschland.
Quelle: Datenbank der Zentralstelle für Phytodiversität am Bundesamt für Naturschutz, Bundesrepublik Deutschland, Datenstand Dezember 1999.

Kanada bereits vermerkt [8]. Nach jüngeren wissenschaftlichen Aufzeichnungen hat sich Lycium barbarum in beiden Ländern wild ausgebreitet [1]. Lediglich für den nördlichen Teil Kanadas fehlt ein entsprechender Nachweis.

Von den heute bekannten 80 Lycium-Arten kommen 51 in Amerika vor, 30 Arten haben sich in Europa angesiedelt, 7 Arten sind heute in Asien verbreitet und 17 Arten fanden in Afrika ihr Zuhause. Aus Südamerika liegen uns keine verlässlichen Daten vor.

Vermutlich gibt es weltweit sehr viel mehr Lycium-barbarum-Pflanzen, als wir wissen, doch blieben sie weitestgehend unerkannt. So mag der nächste Goji-Strauch gar nicht so weit entfert vor unserer Haustür wachsen – ein unerkannter Schatz, der auf seine Entdeckung wartet.

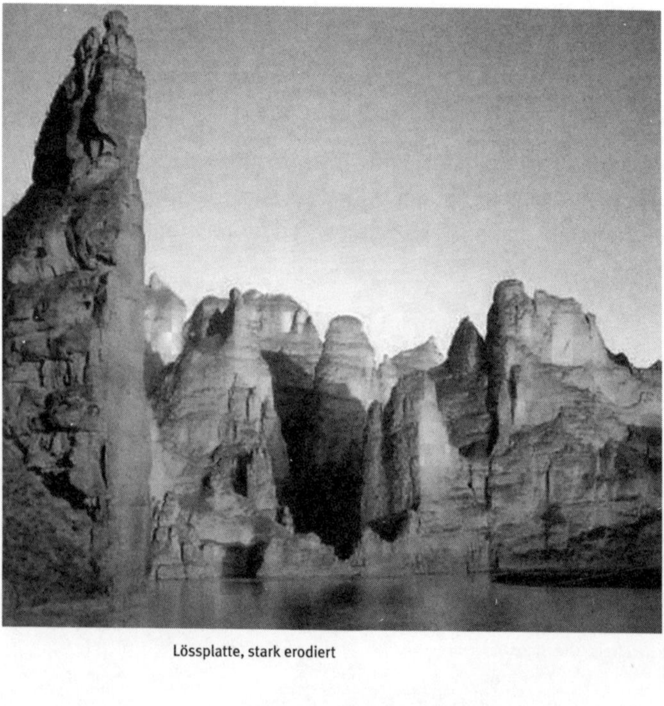

Lössplatte, stark erodiert

Anbaugebiete der Goji-Beere und der Einfluss von Klima und Erdreich

Im Gegensatz zu den westlichen Ländern ist das Wissen um das immense gesundheitliche Potential der Goji-Beere in asiatischen Ländern und insbesondere in China weit verbreitet. Dort werden die Pflanzen seit Hunderten von Jahren als Nahrungs- und Heilpflanze kultiviert. Bis heute liegt das Hauptanbaugebiet in der autonomen chinesischen Region Ningxia, am nordöstlichen Fuße des größten Bergmassivs dieser Erde, das die Alpen gut 20-mal in sich aufnehmen könnte. Dort wird fast die Hälfte der gesamten chinesischen Goji-Ernte eingebracht.

Ningxia ist für den Anbau geradezu prädestiniert. Die Region wird von dem zweitgrößten Strom Chinas, dem 5464 km langen Gelben Fluss oder Huang He durchzogen. Ein Blick in die Vergangenheit zeigt, dass sich die größten Kulturen entlang solch machtvoller Ströme entwickelten, wie dem Euphrat und Tigris in Mesopotamien, dem Ganges in Indien, dem Nil in Ägypten und dem Yangtze und Huang He in China. Periodische Regenfälle, Gletscher- und Schneeschmelze ließen diese Flüsse regelmäßig über die Ufer treten und versorgten die Felder mit einem Reichtum an Mineralien, den sie oft aus weit entfernten Gebirgen herantrugen. Die Völker dieser Gegenden waren besonders vital, intelligent und kreativ und erfreuten sich eines reichen kulturellen Lebens.

Die Hauptanbauflächen der Goji-Beere liegen an den Ufern des Huang He, der für seine Überschwemmungen ebenso berühmt wie berüchtigt ist. Der Gelbe Fluss gilt in China als Wiege der Zivilisation. Nach alten Überlieferungen wurde die chinesische Kultur als Gabe der Götter von Wesen, die den Fluten des Huang He entstiegen, zu den Menschen gebracht. In der Tat trägt der

Fluss eine lebenspendende Fracht, die er regelmäßig an seinen Ufern ablagert. Unter allen großen Strömen der Welt enthält er den größten Reichtum an fruchtbarem Silt, fast 40 kg pro Kubikmeter Wasser. Seine gelbe Farbe und damit seinen Namen hat er dieser besonderen Ladung zu verdanken.

Von seinem Ursprung im tibetischen Hochland bis zur Provinz Gansu westlich von Ningxia trägt der Fluss klares Wasser. Dies ändert sich erst, wenn er das berühmte Lössplateau in Gansu erreicht. Die ausgedehnte Hochebene wurde vor zwei Millionen Jahren geformt. Von Gletschern fein zermahlener mineralreicher Staub wurde von den Winden fortgeblasen und sammelte sich über Jahrtausende hinweg in den Provinzen Gansu, Shaanxi und Shanxi wie auch im südlichen Ningxia an. Die Schicht aus feinem Sand und anderen Partikeln erreicht teilweise eine Dicke bis zu über 200 m und bildet das größte Lössplateau der Welt. Heute ist die Hochebene von unzähligen Schluchten durchzogen. Die lockere Struktur des abgelagerten Löss in Verbindung mit Abholzung und übermäßiger Nutzung ihrer Grassteppen machte die Hochebene äußerst anfällig für Erosion. Die Lössschichten wurden durch starke Regenfälle immer wieder ausgewaschen und Wind und Wetter haben eine außerirdisch anmutende Landschaft geformt.

Auf seiner Reise durch diese Hochebene hat auch der Gelbe Fluss tiefe Täler in die losen Schichten gegraben und trägt das fruchtbare Sediment in riesigen Mengen mit sich fort. Die erste Region, die in den Genuss dieser kostbaren Fracht kommt, ist Ningxia. Neben Hügelland, Tafelländern, Gebirgen und Wüste besteht Ningxia zu 27 % aus Schwemmebenen und -becken, die von dem Huang He durchzogen werden. Seine Ablagerungen ließen im Lauf der Zeit einen äußerst fruchtbaren Boden entstehen und die Gegend wird oft als „Kräuterkammer Chinas" bezeichnet. Durch die Feinkörnigkeit der Sedimente können die Mineralien besonders leicht von den Pflanzen erschlossen werden; weitere Komponenten des Silt halten den Boden locker und gut durchlüftet. So ist die landwirtschaftliche Produktivität in Ningxia auch außergewöhnlich hoch.

Teilweise wird das Zwei- bis Vierfache der Ernte eingebracht im Vergleich zu anderen Regionen in China.

Dies alles kommt natürlich auch der Goji-Beere zugute und trägt zweifellos zu ihrem besonderen Nährstoffreichtum bei. Pflanzen können Mineralien nicht selbst herstellen, sondern können sie nur aus dem Boden beziehen. So hängt der Gehalt an diesen wichtigen Vitalstoffen in großem Maß von der Bodenbeschaffenheit ab. Die reichliche Versorgung mit Mineralien kann außerdem die Bildung weiterer Nährstoffe in der Pflanze unterstützen.

Das Wasser des Huang He wird in der regenarmen Nordhälfte Ningxias ausgiebig zur Bewässerung benutzt. Kanäle tragen das nährstoffreiche Nass bis zu weit entfernten Anbauflächen. Wir können nur hoffen, dass die steigende Nachfrage nach Goji-Beeren nicht zu Produktionsmethoden führt, die selbst diesen äußerst fruchtbaren Boden am Ende überstrapazieren und auslaugen werden.

In den chinesischen Nachbarprovinzen Gansu, Shaanxi und der autonomen Region Innere Mongolei sowie auch in Shanxi und Hebei finden sich weitere ausgedehnte Goji-Anbauflächen, fer-

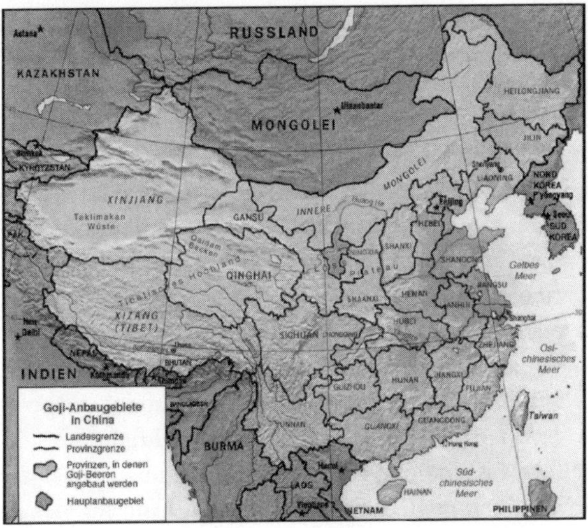

Provinzgrenzen von China

ner in der westlichsten Provinz Chinas auf der Hochebene von Xinjiang und in dem ausgedehnten Qaidam-Becken des tibetischen Hochlandes in der Provinz Qinghai. Aber auch in der nordöstlichen Provinz Liaoning etablierte sich bei Shenyang ein großflächiger, gut organisierter ökologischer Goji-Anbau. Ständig kommen neue Anbauflächen hinzu, um der drastisch angestiegenen Nachfrage der letzten Jahre gerecht werden zu können.

Leider haben wir keine Vergleiche über den Vitalstoffgehalt von Beeren aus anderen Gegenden außer Ningxia. Doch dürften Anbauflächen, die der Gelbe Fluss ebenfalls durchzieht, ähnlich mineralstoffreiche Böden aufweisen.

Im gebirgigen Westen des Landes profitieren manche Anbaugebiete auch von mineralreichem Gletscherwasser. Bei ihrer langsamen Wanderung zermahlen die Gletscher unablässig das Felsgestein unter ihren Füßen. Wenn das Eis an ihrer Sohle schmilzt, ist es so voll geladen mit winzigen mineralischen Teilchen, dass es eine milchig-trübe Färbung annimmt. So spricht man im Hunzagebiet beispielweise von der Gletschermilch. Anbaugebiete am Fuße von Gletschern können in den Genuss einer ähnlichen „Milch" kommen.

Nun können neben mineralreichem Wasser noch weitere Faktoren bei der natürlichen Synthese von Nähr-, Heil- und Schutzstoffen in der Beere eine Rolle spielen. In Höhenlagen produzieren Beeren und andere Pflanzen oft besonders große Mengen an schützenden Antioxidantien, vermutlich um Schäden durch die allzu intensiven UV-Strahlen der Sonne abzufangen. Von der Sanddornbeere ist beispielweise bekannt, dass sie in hohen Lagen gut die doppelte Menge an Vitamin C herstellt[53]. Die meisten Anbaugebiete für Goji-Beeren liegen über 1000 m hoch. Auch starke Temperaturschwankungen zwischen Tag und Nacht spielen nach Meinung mancher Pflanzenforscher eine Rolle bei der Produktion von bioaktiven Substanzen. Obwohl sich die Goji-Pflanze fast in allen gemäßigten Klimazonen angesiedelt hat und auch bei der Bodenbeschaffenheit nicht allzu wählerisch ist, kann ihr Gehalt an Nähr- und Vitalstoffen aufgrund der beschriebenen Einflüsse schwanken.

Wer sich nicht sicher ist, woher „seine" Goji-Beeren stammen, dem möchten wir eine tägliche Extraportion empfehlen, um eventuelle Schwankungen auszugleichen. Die allermeisten der in diesem Buch aufgeführten wissenschaftlichen Studien wurden mit Goji-Beeren aus Ningxia durchgeführt, wo alle genannten Faktoren in idealer Weise zusammentreffen.

Als wir im August 2007 an der letzten Überarbeitung dieses Buches saßen, feierten die vorwiegend muslimischen Einwohner dieser Provinz gerade ihr jährliches Fest zu Ehren der Goji-Pflanze. Voller Stolz blicken die Menschen dort auf 600 Jahre erfolgreicher Goji-Kultivierung zurück.

In der Hoffnung, ein wenig von diesen Feierlichkeiten mitzuerleben, setzten wir uns ans Internet und bekamen tatsächlich interessante Einblicke in dieses besondere Erntefest. Die Goji-Beere, den Eindruck gewannen wir schnell, scheint der Mittelpunkt des Lebens vieler Menschen in Ningxia zu sein. Hunderte von in- und ausländischen Gästen, darunter Geschäftspartner aus aller Welt, werden jährlich zu dem Fest geladen. Anmutige junge Frauen in Goji-Beeren-Kostümen führen begeisternde Tänze auf, und hübsch zurechtgemachte Kinder in reich bestickten Goji-Trachten präsentieren Körbe mit leuchtenden Goji-Früchten.

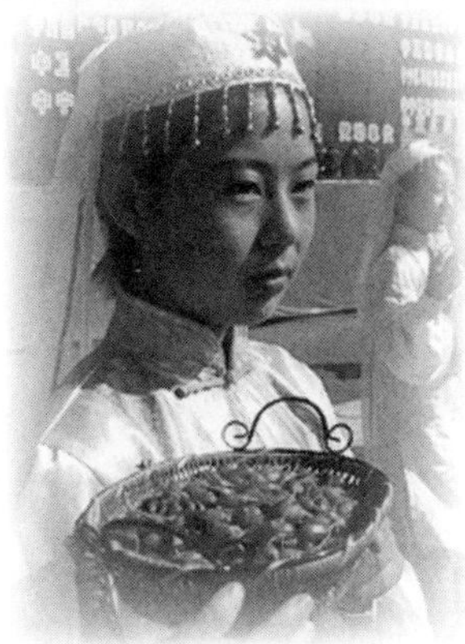

Chinesin beim Goji-Fest

Auf einer ausladenden, in Goji-Rot dekorierten Bühne halten Politiker, Geschäftsleute und Gelehrte ihre Ansprachen. Eine Fotoausstellung und eine Handelsmesse, auf der die unterschiedlichsten Goji-Produkte ausgestellt werden, sind Teil der Festlichkeiten.

Die geladenen Wissenschaftler berichten von den neuesten Erkenntnissen im medizinischen Bereich. Agrarexperten tragen Fakten und Daten vor, die den wirtschaftlichen Wert des Goji-Anbaus belegen. So wird die Goji-Ernte 2007 alleine in Ningxia erstmals die Marke von 850.000 Zentnern überschreiten. Auf über 22.000 Hektar Anbaufläche werden dort mehr als 45 Millionen Goji-Sträucher kultiviert, und die weltweite Nachfrage nach den begehrten Früchten steigt weiterhin steil an. Ständig werden neue Betriebe gegründet, auch um die Beeren an Ort und Stelle zu verarbeiten, zu verpacken und zu versenden. Man habe inzwischen im Anbau, in der Forschung und Verarbeitung europäischen bzw. amerikanischen Standard erreicht, wird voller Stolz berichtet.

Während die Chinesen westlichen Standard anstreben, begannen die ersten Firmen im Westen damit, es den Chinesen nachzumachen und Goji-Beeren im größeren Stil zu kultivieren. So wurde 1999 mit dem ersten großflächigen Anbau in Utah, USA, begonnen, der heute ca. 50 Hektar umfasst. In Deutschland ist es noch nicht so weit, doch haben seit kurzem einige Baumschulen durch die plötzlich und völlig unerwartet gestiegene Nachfrage mit der Kultivierung junger Pflanzen begonnen. Schon gibt es die ersten Anbieter im Internet, die Lycium-barbarum-Büsche anbieten und international versenden. Wenn sich das Wissen um den tatsächlichen Wert der Goji-Beere weiter so rapide verbreitet, wird zweifelsohne eine große Nachfrage nach Goji-Sträuchern entstehen. Wer immer einen Garten besitzt, wird auf diese supergesunde Bereicherung seiner Speisekarte mit Goji-Beeren aus eigener Ernte kaum verzichten wollen.

Was ist dran und was ist drin?

Wer regelmäßig den Gesundheitsteil einer Zeitschrift liest, mag schon das eine oder andere Mal auf einen neuen, aus den USA kommenden Begriff gestoßen sein: *Superfood!* Dahinter steckt nicht eine neue Erfindung, sondern eine neue Erkenntnis. Einige unserer bekannten oder auch weniger bekannten Nahrungsmittel strotzen geradezu vor Nährstoffen, die sich günstig auf unser Wohlbefinden und unsere Gesundheit auswirken. Dabei geht es nicht nur um die altbekannten Vitamine und Mineralien, die wie Zucker, Eiweiß, Fette u. a. dem primären Pflanzenstoffwechsel dienen, sondern zum Großteil auch um neuentdeckte Substanzen, die heute unter dem Sammelbegriff *sekundäre Pflanzenstoffe* oder Phytochemikalien (griech. *phyto* = „pflanzlich") zusammengefasst werden.

Blaubeeren, Himbeeren, Preiselbeeren, Sanddorn, Granatäpfel, Papayas, blaugrüne Algen, Haferflocken und Spinat – um nur einige Beispiele zu nennen – wurden in neuerer Zeit schon als *Superfood* deklariert. In unserer Jugend wären es wohl die Blütenpollen mit ihren über 50 Nährstoffen gewesen, die mit diesem Titel geehrt worden wären, und wir würden sie auch heute noch dazu zählen. Während all diese Nahrungsmittel tatsächlich eine enorme Menge und Bandbreite an Nähr- und Heilstoffen aufweisen, kristalliert sich eine noch weitgehend unbekannte Frucht immer mehr als die Nummer eins unter den *Superfoods* heraus. Der Leser mag es wohl schon erahnen: Es ist die Goji-Beere.

Ein Nährstoffprofil ohnegleichen

Wissenschaftler in Ningxia, China, entdeckten bereits 1980, was sich inzwischen auch in westlichen Untersuchungen zunehmend bestätigt: Die Goji-Beere ist eine regelrechte Multivitamin- und Mineralkapsel in Form einer schmackhaften Frucht. Doch weist die kleine rote Beere nicht nur jede Menge an lebenswichtigen Vitaminen und Mineralien in natürlicher Form auf. Auch ihre fruchtige Verpackung enthält Dutzende der wünschenswerten sekundären Pflanzenstoffe sowie das gesamte Spektrum an essentiellen Aminosäuren – eine große Seltenheit unter den Früchten. Ein besonderer Bonus sind gesundheitsfördernde Substanzen, die so einmalig sind, dass sie nach der Frucht benannt wurden: Lycium-Barbarum-Polysaccharide (wir werden später noch davon hören). Wer die kleinen Kerne knackt, bekommt zu alledem noch eine gute Dosis an wichtigen essentiellen Fettsäuren dazugeliefert. Energiespendende Kohlenhydrate und eine gesunde Portion an Ballaststoffen runden das Nährstoffprofil dieser wunderbaren Beere ab.

Was die Goji-Frucht jedoch nach Meinung der Experten zur Nummer eins unter den *Superfoods* macht, ist neben dem bemerkenswerten Spektrum an Nährstoffen deren Menge und Zusammensetzung. Bevor wir uns im Folgenden die einzelnen Nährstoffgruppen und ihr Vorkommen in der Goji-Beere näher anschauen, wollen wir uns zunächst fragen, wozu wir überhaupt *Superfoods* brauchen.

Wozu Superfoods?

Eine unliebsame Erkenntnis hat in den vergangenen Jahren zu neuen Gesundheitstrends geführt: Was unsere Großeltern noch gesund erhielt, hat heute nur noch geringen Wert. Selbst das prächtigste Obst und Gemüse im Supermarkt besitzt bei näherem Hinsehen nur noch einen Bruchteil der Inhaltsstoffe, die ihnen traditionell zugeschrieben wurden und die ihr pralles Aussehen immer noch

Inhaltsstoffe der Goji-Beere		
Protein:		15,6 %
Zucker:		42,0 %
davon Polysaccharide		31,0 %
Fett:		0,45 %
Ballaststoffe:		21,0 %
Essentielle Fettsäuren in den Kernen:		
100g Goji-Kernöl enthalten:	Linolensäure	67,8 g
	Alpha-Linolensäure	3,4 g
	Oleinsäure	16,8 g
	Palmitoleinsäure	7,3 g
	Stearinsäure	3,2 g

19 Aminosäuren, einschl. aller essentiellen Aminosäuren

Vitamin C

B-Vitamine: B1, B2, B3

Mineralien: Kalzium, Magnesium, Kalium, Phosphor

Spurenelemente: Eisen, Kupfer, Zink, Mangan, Chrom, Selen, Aluminium, Arsen, Barium, Beryllium, Blei, Bor, Cadmium, Germanium, Kobalt, Lathan, Lithium, Molybden, Nickel, Niobium, Quecksilber, Silber, Strontium, Titanium, Vanadium, Yttrium, Zinn, Zirkonium und einige weitere in allerfeinsten Spuren

Carotinoide: einschl. Alpha-Carotin, Beta-Carotin, Zeaxanthin und Lutein

Polyphenole: Ellagsäure und weitere

Zusätzliche bioaktive Substanzen:

azyklische Diterpenglykoside, Beta-Cryptoxanthin, Beta-D-Glucopyranosyl-Ascorbat, Betain, Beta-Sitosterol, Cerebroside, Cumarinsäure, Cyperone, Daucosterol, Lycopin, Monomethyl-Succinat, Monoterpenglykoside, p-Cumarinsäure, Physalin, Pyrrole, Scopoletin, Solavetivon, Taurin, Vanillin-Säure, Withanolide, Xanthophyll, zyklische Peptide

zu versprechen scheint. Eine über elf Jahre laufende Studie aus der Schweiz zeigte bereits 1996 eine besorgniserregende Abnahme lebenswichtiger Vitamine und Mineralien – eine Tendenz, die inzwischen von zahllosen Untersuchungen bestätigt wurde. Schuld an dieser Misere sind durch Intensivanbau verarmte Böden und der weit verbreitete Einsatz von Kunstdünger und Pestiziden[78, 73].

Unsere Ernährungsgewohnheiten machen diese Situation nicht besser. Anstatt dass wir uns durch vollwertige und frisch zubereitete Nahrung noch einigermaßen mit Vitalstoffen versorgen, begnügen wir uns nur allzu oft mit der schnellen Konserve oder Fertigmahlzeit aus der Tiefkühltruhe. Laut einer ausgedehnten Studie verzehren nur circa 18 % der Bevölkerung in den westlichen Industrieländern die von Ernährungsexperten empfohlenen täglichen fünf oder mehr Portionen an frischem Obst und Gemüse. (Eine Mahlzeit mit zwei größeren Möhren, einem Schälchen Salat und einem Apfel zum Nachtisch würde uns beispielsweise schon mit drei solcher Portionen versorgen.)

Umweltverschmutzung und der Stress des modernen Lebens tun ein Übriges. Sie zehren nicht nur an unseren Nerven und Lebenskräften, sondern verzehren auch ganz konkret unsere Vitalstoffe und verstärken den bereits bestehenden Mangel noch mehr. Ein erschreckender Anstieg der sogenannten Zivilisationskrankheiten ist die Folge: von Herz-Kreislauf-Erkrankungen, Arteriosklerose, Krebs, Diabetes, Allergien, Rücken- und Gelenkbeschwerden bis hin zu Alzheimer. All diese Erkrankungen, so weiß man heute, könnten durch die angemessene Zufuhr an vitalstoffreicher und vollwertiger Nahrung verhindert oder zumindest positiv beeinflusst werden.

Tatsächlich ist unser Organismus mit einer Vielzahl höchst effektiver Mechanismen ausgestattet, die unablässig daran arbeiten, optimale Gesundheit und Wohlbefinden für uns herzustellen. Funktionieren sie reibungslos, schenken sie uns Energie, Vitalität und Lebensfreude. Gleichzeitig beseitigen sie Hindernisse, die sich diesem Ziel entgegenstellen: Gifte werden eingefangen, „entschärft“ und entsorgt, Angreifer abgewehrt und entstandene Schäden repariert. All dies funktioniert wunderbar, solange unser Körper mit den für diese Aufgaben benötigten Nähr- und Heilstoffen versorgt wird. Diese jedoch sind in unserer täglichen Nahrung zu einem beklagenswerten Häuflein zusammengeschrumpft – mit all den negativen Folgen für unsere Gesundheit und Vitalität.

Immer mehr Menschen versuchen, dem zunehmenden Mangel mit der Einnahme von Vitaminen und Mineralstoffen zu begegnen, die allerdings fast immer in isolierter oder künstlich hergestellter Form angeboten werden. In den USA greifen bereits 75 % aller Erwachsenen täglich zur Vitaminpille. Nun tritt mit zunehmender Forschung immer mehr zutage, dass neben diesen bekannten primären Stoffen die weniger offensichtlichen, sekundären Pflanzenstoffe eine überragende Rolle zur Erhaltung unserer Gesundheit spielen.

Ein interessanter Test zeigt den Unterschied. So hatten Blaubeeren die 6-fache Power von reinem Vitamin C beim Einfangen des häufigsten *freien Radikals,* Superoxid. Himbeeren waren 4-mal so erfolgreich wie isoliertes Vitamin E. Beim zweithäufigsten Radikal waren Blau- und Himbeeren sogar 40-mal wirksamer als Vitamin E. Schließlich zeigten sich alle getesteten Beeren 60-mal geschickter beim Neutralisieren des dritthäufigsten freien Radikals als Vitamin C und 35-mal besser als Beta-Carotin [32].

Cirka 8000 verschiedene Phytochemikalien (sekundäre Pflanzenstoffe) werden in unserem Obst und Gemüse vermutet; sie bilden einen schillernden Reigen an schützenden, heilenden und vitalisierenden Einflüssen. Diese wichtige Erkenntnis hat seit kurzem einen neuen Trend eingeleitet, von dem wir uns nur wünschen können, dass er sich zunehmend weiter ausbreitet. Anstatt den Mangel mit isolierten Ergänzungsstoffen auszugleichen, besinnt man sich immer mehr auf die hilfreichen Produkte aus der biologischen Chemieküche von Mutter Natur, deren reichhaltigste zu Superfoods avancierten. Tatsächlich bieten diese uns, was keine noch so clever zusammengestellte Pille kann: einen unermesslichen Reichtum und eine sagenhafte Vielfalt an Vitalstoffen, die sich gegenseitig in ihrer Wirkung ergänzen und unterstützen. Nicht vergessen sollten wir auch die sehr viel größere Bioverfügbarkeit von natürlicher Nahrung gegenüber künstlich hergestellten oder isolierten Vitaminen und Mineralien [87].

Wie wir in den folgenden Kapiteln darlegen werden, nimmt die kleine korallenrote Beere des Goji-Strauches selbst unter den Superfoods eine herausragende Stellung ein. Sie scheint dichter mit Vitalstoffen vollgepackt zu sein als irgendeine andere Frucht oder Gemüsepflanze auf dieser Welt.

So wollen wir unsere Reise durch die Wirkstoffwelt der Goji-Beere mit ihrem auffälligsten äußeren Merkmal beginnen: ihrer leuchtend roten Farbe.

Die heilsame Farbe der Goji-Beere

Schon unsere Großmutter hat es gewusst: Möhren sind gut für die Augen. Diese alte Erfahrung ist heute wissenschaftlich vielfach bestätigt, doch sind es wider Erwarten nicht die Nährstoffe der Möhre, die unseren Augen Gutes tun, sondern ihre Farbe.

Tatsächlich haben Farben nicht nur äußerlich einen Einfluss auf unser Befinden. So ist beispielsweise für die Chinesen seit jeher ein gutes Mahl ein buntes Mahl, und auch bei uns begann vor einiger Zeit die Farbenlehre in die Küche einzuziehen. Wissenschaftler hatten nämlich entdeckt, dass die Farbe in unserem Obst und Gemüse jede Menge an Heil- und Schutzstoffen enhält. Doch es stellte sich heraus, dass nicht nur in den Farbstoffen, sondern auch in den Duft- und Aromastoffen sowie in einer großen Anzahl weiterer Substanzen Heilsames verborgen liegt. Dabei besitzen diese Stoffe – im Unterschied zu Kohlenhydraten, Fetten, Eiweißen, Vitaminen und Mineralien – keinen eigentlichen Nährwert. Sie galten daher lange Zeit auch als nutzlos oder sogar schädlich, sind heute jedoch hoch geschätzt.

Denn nichts in der Natur geschieht ohne Sinn und Zweck. Pflanzen produzieren diese Substanzen als Abwehrstoffe gegen Schädlinge, zur Neutralisierung *freier Radikaler*, als Wachstumsregulatoren sowie auch als Lockstoffe. Was den Pflanzen guttut, überträgt sich offensichtlich auch auf den Menschen, der sie verzehrt. (Bei den Lockstoffen sind wir uns da allerdings nicht so sicher, doch mag ein gesundes, frisches Aussehen durchaus eine entsprechende Wirkung haben.)

Heute werden diese Substanzen als sekundäre Pflanzenstoffe oder Phytochemikalien bezeichnet (griech. *phyto* = „pflanzlich"). Bevor wir ein paar sekundäre Pflanzenstoffe herausgreifen, die besonders reichlich in der Goji-Beere vertreten sind, wollen wir uns einige ihrer allgemeinen Eigenschaften anschauen.

Das Wirkungsspektrum dieser Phytochemikalien ist wahrhaft beachtlich: Sie senken das Krebsrisiko, beugen dem Herzinfarkt vor, schützen vor Bakterien, Viren, Pilzen und Parasiten, betätigen sich als Radikalenfänger und dienen dem Schutz, der Reparatur und Regeneration von Zellen. Außerdem wirken sie entzündungshemmend, stärken das Immunsystem und senken den Blutdruck – eine wahrhaft wohlausgerüstete Apotheke der Natur.

Fast täglich werden neue Phytochemikalien entdeckt und sie sind inzwischen zum Lieblingskind der Ernährungswissenschaftler avanciert. Schon sind Bestrebungen im Gange, die wertvollen Stoffe in Pillenform auf den Markt zu bringen. Auch werden nach Meinung von Experten sekundäre Pflanzenstoffe schon bald als Zusätze in unseren verarbeiteten Lebensmitteln auftauchen, um deren geschwundenen Nährwert aufzupeppen. Den ersten Schritt machten bereits Margarinen und Joghurt-Drinks, die durch sogenannte Pflanzensterine den Cholesterinspiegel senken sollen.

Nun sollten wir nicht vergessen, dass es die natürliche Vielfalt und das Zusammenspiel aller Stoffe sind, die unseren Nahrungspflanzen ihr außerordentliches Heilpotential verleihen. Leider müssen wir uns gleichzeitig darüber klar sein, dass Obst und Gemüse in unseren Supermärkten nur noch einen Bruchteil auch an den nützlichen Phytochemikalien enthält.

Schädlingsbekämpfungsmittel nehmen den Pflanzen einen guten Teil der Aufgabe ab, selbst für ihren Schutz zu sorgen und entsprechende Substanzen herzustellen. Auch ihre Produktion an Heilstoffen lässt nach, wenn der Angriff ausbleibt und es damit weniger zu heilen gibt. Hinzu kommt, dass viele der begehrten Phytochemikalien erst im letzten Stadium der Reifung entstehen.

Was unreif gepflückt wird und später nachreift, hat also auch hier weniger zu bieten. So wäre voll ausgereiftes Obst und Gemüse aus dem eigenen Garten oder vom benachbarten Bio-Bauern zur Versorgung mit Phytochemikalien absolut ideal. Stadtbewohner mögen mit einigem Glück auf dem Wochenmarkt oder im Bioladen fündig werden.

Auf der anderen Seite überstehen zumindest einige dieser Stoffe eine Hitzebehandlung recht gut und manche werden dadurch sogar erst richtig aufgeschlossen. Neben viel Frischem darf es also ruhig auch einmal das Tomatenmark aus der Tube sein oder die eingemachte Himbeer- oder Erdbeermarmelade – vorzugsweise ohne raffinierten Zucker.

Interessanterweise sind es gerade die Beeren, die ganz oben auf der Liste der sekundären Pflanzenstoffe stehen. Das mag nicht zuletzt an ihrer geringen Größe liegen. Der erste Angriffspunkt für Fraß und Attacken von Schädlingen ist die äußere Hülle, und so sind viele der nützlichen Stoffe in der Schale konzentriert. Da Beeren kleiner sind, haben sie im Verhältnis zu großen Früchten mehr Haut, die als Lagerstätte für die begehrten Schutzstoffe dienen kann. Ist diese Haut dazu noch dünn und empfindlich, wie es bei vielen Beeren der Fall ist, wird die verminderte physische Schranke offenbar durch einen besonderen Reichtum an schützenden Naturchemikalien wettgemacht.

Die Goji-Beere ist mit zwei Phytochemikalien besonders reichlich ausgestattet: Carotinoide und Ellagsäure. Wie der Name schon andeutet, verleihen Carotinoide den Pflanzen eine gelbe bis orange-rote Färbung, doch sind sie selbst in grünen Gemüsesorten vorhanden. Sie gehören zu den Pflanzenfarbstoffen, die wiederum als das „Highlight" unter den Phytochemikalien angesehen werden. Ein Großteil der eingangs erwähnten Heil- und Schutzwirkungen wird den Farbstoffen der Pflanzen zugeschrieben.

Bekannt wurde der Selbstversuch des Wissenschaftlers Lichtenstein, der sich eine Zeitlang nur mit „Weißkost" ernährte. Zwar führte er sich alle lebenswichtigen Nährstoffe zu, jedoch allein in weißer Form: Weißmehlprodukte und Reis, das Eiweiß gekochter Eier, Quark, entrahmte Milch und andere weiße Nahrungsmittel waren erlaubt. Es dauerte nicht lange, da erkrankte er an einem Magen-Darm-Katarrh. Die Wiederaufnahme farbiger Nahrung heilte diese „Weißkost-Beschwerden" innerhalb von drei Tagen.

Doch schauen wir nun, was die in der Goji-Beere enthaltenen Pflanzenfarbstoffe für uns tun können. Hier besetzt die Beere bereits einen ersten Platz. Tatsächlich scheint sie die reichhaltigste dokumentierte Quelle an Carotinoiden zu sein, eine weitverzweigte Familie mit circa 500 Familienmitgliedern, zu denen auch das bekannte Beta-Carotin (Provitamin A) gehört.

Nur wenige Carotinoide wurden bisher gründlicher untersucht, doch sind die Ergebnisse äußerst vielversprechend. Zum einen sind Carotinoide tatsächlich gut für die Augen. Sie siedeln sich in den Augen vermehrt an und fangen dort sonnenerzeugte freie Radikale ab, bevor diese unsere Augen schädigen. So agieren sie als eine Art natürliche Sonnenbrille, die vor schädlichen UV-Strahlen schützt. Der Altersblindheit und dem grauen Star kann auf diese Weise vorgebeugt werden, und die Augen bleiben flexibler bei der Anpassung an wechselnde Lichtverhältnisse.

Auch der Hautschutzfaktor von Carotinoiden ist nicht zu verachten. Wir wissen, dass Babies, deren Kost besonders viel Möhrenbrei enthält, eine orange-gelbliche Hautfarbe entwickeln. Ähnlich wie in den Augen sammelt sich z. B. Beta-Carotin besonders reichhaltig in der Haut an, wo es unsere äußere Hülle vor Schäden durch freie Radikale bewahrt. Damit wird nicht nur Hautkrebs, sondern auch der vorzeitigen Alterung der Haut vorgebeugt. Diese Wirkung ist sicherlich einer der Gründe, warum immer mehr Hollywood-Stars auf die Goji-Beere schwören.

Die Gelbfärbung der Haut konnten wir besonders deutlich bei einer lieben Bekannten, Sineod, beobachten, die ihren Krebs am Gebärmutterhals unter anderem mit besonders viel Karottensaft selbst heilte. (Wir haben Sineods Fall in unserem Buch *Heilung aus der Ur-Natur*[73] beschrieben.) Während der intensivsten Phase ihrer Kur hatte ihre Haut eine fast leuchtend orange Färbung angenommen. Sineod ist übrigens nun seit neun Jahren krebsfrei.

Hier deutet sich schon an, dass sich die schützende Wirkung der Carotinoide nicht nur in unseren Augen und auf unserer Haut entfaltet. Epidemilogische Studien und Laborversuche weisen auf ein vermindertes Risiko bei einer ganzen Palette von Krebserkrankungen hin: Lungen- und Leberkrebs, Brustkrebs, Prostatakrebs, Magen-, Speiseröhren- und Dickdarmkrebs sowie Gebärmutterhalskrebs treten bei carotinreicher Kost deutlich seltener auf.

Hierbei scheint es wiederum die Interaktion der verschiedenen Familienmitglieder zu sein, welche die Wirksamkeit einzelner Stoffe ergänzt und erhöht. Dazu eine aufschlussreiche Studie: Nachdem beobachtet wurde, dass der Verzehr von Möhren das Krebsrisiko bei Rauchern senkte, wurde in einem acht Jahre dauernden Forschungsprojekt einer Gruppe von Rauchern täglich isoliertes Beta-Carotin verabreicht. Das Ergebnis war nicht nur enttäuschend, sondern besorgniserregend. Die Krebsrate stieg um 18 % im Vergleich zu der Kontrollgruppe. Im Gegensatz dazu führte frisch gepresster Karottensaft schon nach einer Woche zu einer deutlichen Abnahme der DNA-Schäden.

Doch nicht nur dem Krebs wird vorgebeugt. Neben unserer DNA schützen Carotinoide auch das „gute“ HDL-Cholesterin vor dem Angriff durch freie Radikale. So wird Cholesterinablagerungen an den Arterienwänden und damit dem Herzinfarkt vorgebeugt. Manche Carotinoide reduzieren Entzündungen und helfen damit bei Arthritis. Auch unser Immunsystem profitiert auf vielfältige Weise von Carotinoiden sowie dem aus Beta-Carotin im Körper hergestellten Vitamin A: Weiße Blutkörperchen einschließlich der begehrten Killerzellen vermehren sich und die Sekretion von Botenstoffen wird angeregt. Alles in allem eine beachtenswerte Palette an Wirkungen, zu denen die Goji-Beere einen wichtigen Beitrag leisten kann.

Mit Ellagsäure gegen Umweltgifte

Wenden wir uns nun einer weiteren Phytochemikalie zu, die im Unterschied zu den Carotinoiden nur sehr selten in Pflanzen zu finden ist. Die Goji-Beere ist eine der wenigen reichhaltigen Quellen für diesen Stoff. Vor 20 Jahren noch völlig unbekannt, gehört diese Substanz heute zu den am meisten studierten unter den neu entdeckten Superstoffen in unserer Nahrung. Gemeint ist die sogenannte Ellagsäure.

Diese vielversprechende Säure gehört zu einer Klasse von Phytochemikalien, die als *Phenole* bezeichnet werden und ebenfalls kraftvolle Radikalenfänger sind. Hierbei scheinen sie sich besonders umweltbedingten Giftstoffen anzunehmen und sind offenbar in der Lage, krebserregende Chemikalien zu deaktivieren.

Als Mitglieder der modernen Industrieländer sind wir heute stärker von Chemikalien umgeben als je zuvor. Bis zu 5000 verschiedene von diesen verschaffen sich tagtäglich Zutritt in unseren Körper – über die Atmung und Haut, über Nahrung und Trinkwasser. Nicht

枸杞子gouqizi
英文名:Barbary
Wolfberry Fruit

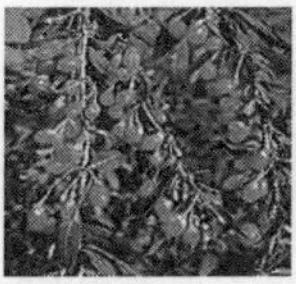

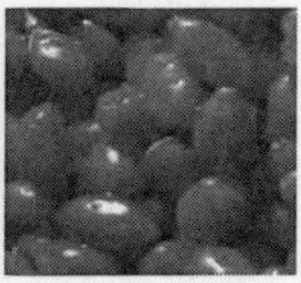

【别名】 西枸杞、白刺、山枸杞、白疙针
【来源】枸杞子为茄科植物枸杞Lycium barbarum L.的果实。
【植物形态】 枸杞植物为粗壮灌木，有时成小乔木状，高可达25cm，有棘刺。单叶互生或数片丛生于短枝上，长椭圆形披针形或卵状矩圆形，长2～3cm，宽2～6mm，基部楔形并下延成柄，全缘。花腋生，常1～数朵簇生于短枝上；花萼杯状；花冠漏斗状，粉红色或紫红色。浆果椭圆形，长10～20mm，直径5～10mm，红色。花期5～9月，虹期7～10月。。生于山坡、田野向阳干燥处。主产宁夏、内蒙古、甘肃、青海、、新疆。
【采制】 枸杞子在夏、秋季果实呈橙红色时采收，晾至皮皱后，再曝晒至外皮干硬、果肉柔软，除去果梗。
【性状】 枸杞子果实椭圆形，长6～18mm，直径6～8mm。表面鲜红色或暗红色，具不规则皱纹，略有光泽，顶端有花柱痕，另端有果梗痕。质柔润，果肉厚，有粘性，内含种子25～50粒。种子扁肾形，长至2.5mm，宽至2mm,土黄色。气微、味甜、微酸。
【化学成分】枸杞子含甜菜碱(detaine)、玉蜀黍黄素(zeaxanthine)、酸浆红素（physalein）、枸杞多糖、胡萝卜素、核黄素、烟酸、维生素C等。
【性味】 枸杞子性平，味甘。
【功能主治】 枸杞子滋补肝肾，益精明目。用于虚劳精亏、腰膝酸痛、眩晕耳鸣、内热消渴、血虚萎黄、目昏不明。

Chinesischer Text über Goji-Beeren

wenige davon sind als Karzinogene bekannt und jede Substanz, die uns vor diesen Angriffen schützt, ist eine überaus willkommene Hilfe. Die Ellagsäure ist zweifellos ein Stoff, der diesen Status verdient. Wir wollen dazu einige der durchgeführten Studien herausgreifen.

Beginnen wir mit Aflatoxin B_1, einer hochgiftigen Substanz, die gleich von einer ganzen Reihe von Wissenschaftlern zu Versuchen mit Ellagsäure herangezogen wurde. Aflatoxin ist ein von Schimmelpilzen produziertes Gift und befindet sich in Spuren in unserer Nahrung, in der Luft und im Wasser. Es haftet besonders an Erdnüssen und Sojabohnen und kann selbst durch Kochen kaum zerstört werden. Auch im Fett und Fleisch von unserem Nutzvieh kann sich eine Menge davon ansammeln, wenn die Tiere, wie heute üblich, mit Sojaprodukten oder Erdnüssen gefüttert werden. Dieses Gift ist in größeren Mengen so tödlich, dass manche Länder es als chemische Waffe horten.

Als Erstes greift Aflatoxin B_1 die Leber an und wird deshalb häufig eingesetzt, um Leberkrebs bei Versuchstieren zu erzeugen. Nun konnte bereits mit geringen Mengen an Ellagsäure die karzinogene Mutation von Leberzellen bei Nagern um 80 % reduziert werden. Damit war sie 10-mal effektiver als Kurkuma (Gelbwurzel) und 50-mal wirksamer als Knoblauch[229].

Eine Reihe weiterer Toxine wurden an der Nagoya City University in Japan untersucht. Dabei wurde Versuchstieren gleich eine ganze Batterie von krebserregenden Chemikalien injiziert. Dann bekamen sie 36 Wochen lang täglich 1 % Ellagsäure verabreicht. Die mit der Säure behandelten Tiere zeigten in diesem Stadium 92 % weniger Darmtumoren einschließlich kanzeröser Geschwüre als die unbehandelte Vergleichsgruppe[103].

Ein weiteres starkes Gift entsteht beim Grillen von Hühnchen und Steaks und steckt dazu in den gegrillten Buletten von der Imbissbude. Eine Studie in Tokio hat sich diesem Gift gewidmet; die Ellagsäure stellte sich auch hier als kraftvolles Antioxidans heraus[157]. Wer auf seine sommerlichen Grillpartys nicht verzichten möchte, dem möchten wir dringend empfehlen, Goji-Beeren zum Nachtisch zu reichen.

Eine besonders für Frauen interessante Studie wurde 2001 von der University of Kentucky durchgeführt. Hier wurde die Wirkung der Ellagsäure bei einer Art von Brustkrebs (MCF-7) untersucht, der besonders schwer zu behandeln ist und sich resistent gegen fast jede Art von Chemotherapie zeigt. Selbst hier war die Säure in der Lage, das Wachstum von Kresbszellen im Labor um 45 % zu blockieren[227].

Und zu guter Letzt konnte eine der schädlichsten Chemikalien im Zigarettenrauch um 67 % in ihrer karzinogenen Aktivität gestoppt werden[235].

Ein interessanter Aspekt bei der Wirkungsweise von Ellagsäure trat bei den Untersuchungen zutage. Offensichtlich kann sie nicht nur dem krebserregenden Effekt von Chemikalien vorbeugen. Auch bereits eingesetzte Zellmutation wird gestoppt und das weitere Wachstum von Tumoren gehemmt[110, 132]. Somit ist eine Allroundwirkung wie bei wenigen anderen Stoffen gegeben.

Die gute Nachricht ist, dass dieses machtvolle Gegengift in großen Mengen in der Goji-Beere steckt. Mit 86 mg Ellagsäure und 1309 mg weiterer Phenole pro 100 g getrockneter Beeren bietet sie auch hier nochmals eine der höchsten Konzentrationen in allen Nahrungsmitteln. Lediglich Himbeeren, Brombeeren und Granatäpfel sind noch stärker mit Ellagsäure vollgepackt.

Wir möchten an dieser Stelle einfügen, dass es uns so manches Mal in der Seele wehtat, von den Versuchen mit Tieren zu lesen. Langzeitbeobachtungen mit der Goji-Beere als Nahrungsmittel für Menschen in unweltverschmutzten Industriegebieten wären sicherlich die humanere Lösung und würden zudem genauere Ergebnisse für die Anwendung in der Humanmedizin liefern. Um jedoch ein vollständiges Bild von den vielfältigen, bereits wissenschaftlich untersuchten Wirkungen der Goji-Beere zu geben, konnten wir die Tierversuche nicht unerwähnt lassen.

Als Nächstes wollen wir uns einem Stoff zuwenden, der oft als die eigentliche Signatur der Goji-Beere bezeichnet wird.

Zucker ist nicht gleich Zucker – das süße Geheimnis entschlüsselt

Wer sich eingehender mit dem gesundheitlichen Potential der Goji-Beere beschäftigt, wird an einem Begriff nicht vorbeikommen: *Polysaccharide*. Für die meisten dürfte es das erste Mal sein, dass sie von einer solchen Substanz hören – jedenfalls erging es uns so. Am vertrautesten dürfte noch das verwandte Wort „Saccharin" sein, ein künstlicher Süßstoff, der seinen Namen dem wissenschaftlichen Begriff für Zucker – *Saccharid* – entliehen hat.

Poly bedeutet „viel", und so sind Polysaccharide chemisch gesehen denn auch sogenannte Vielfachzucker, lange Zuckerketten, die sich aus den bekannteren Einfachzuckern wie Glukose und Fruktose sowie einer Anzahl weiterer Zuckerarten zusammensetzen und zudem an Proteine gebunden sind. Faserstoffe, Schleimstoffe und Stärke gehören zu den Polysacchariden. Einige gesundheitliche Wirkungen dieser langkettigen Zuckermoleküle sind weithin bekannt. So bilden sie im Darm eine Hauptquelle an fermentierbarem Ballast, der unsere Verdauung in Gang hält und damit den Darm vor Krebs schützt. Die schleimbildenden unter den Polysacchariden, sogenannte Pektine, binden Toxine und Krankheitserreger und wirken Entzündungen der Darmwand entgegen.

Doch scheint sich über diese bekannten Wirkungen hinaus in den zuckrigen Verbindungen ein noch sehr viel umfassenderes gesundheitliches Potential zu verbergen, das die Wissenschaft erst seit gut einem Jahrzehnt intensiver zu erforschen beginnt. So hatte ein deutscher Wissenschaftler Polysaccharide aus *Echinacea purpurea* isoliert und in Teströhrchen mit Makrophagen, den Großfressern des Immunsystems, vermischt. Diese nützlichen Mitglieder der Immuntruppen kümmern sich nicht nur um schädliche Eindringlinge, sondern entsorgen im Körper auch Giftstoffe und Schlacken. Auch sind sie an der Vernichtung von

Krebszellen beteiligt. In Gegenwart der Zuckermoleküle wurden die Großfresser nun so richtig aktiv und stürzten sich mit neuem Elan auf die hinzugefügten feindlichen Substanzen und Subjekte im Teströhrchen. Außerdem steigerten sie ihre Produktion an Interleukin, einem Botenstoff des Immunsystems, der es zu größerer Tätigkeit anspornt. Doch nicht nur die Großfresser, auch die sogenannten B-Lymphozyten, bekannt für ihre Produktion an spezifischen Antikörpern, wurden von den Polysacchariden zu vermehrter Aktivität angeregt.

Nun kam es im Jahre 1994 zu einer weiteren Entdeckung, welche die Goji-Beere in den Mittelpunkt des Interesses etlicher Forscher rücken sollte. Ein chinesischer Biochemiker hatte einen ungewöhnlichen Kohlenhydratkomplex in der Goji-Beere isoliert, der sich als ein bis dahin unbekanntes Polysaccharid entpuppte. Er benannte es kurzerhand nach der untersuchten Beere: *Lycium-barbarum-Polysaccharid,* oder kurz *LBP.* Vier Jahre später wurden am Shanghai Institut für Organische Chemie in China drei weitere bis dahin unbekannte Polysaccharide in der Goji-Beere entdeckt, und so gab es fortan LBP_1, LBP_2, LBP_3 und LBP_4. Alle Polysaccharide zusammen, einschließlich der allgemein bekannten, machen circa 31 % des Gesamtgewichts der Goji-Beere aus – eine geballte Ladung an süßer Gesundheit.

In den darauffolgenden Jahren wurde eine große Anzahl wissenschaftlicher Studien mit den neuentdeckten LBPe durchgeführt, die Erstaunliches zutage förderten. Neben den bereits erwähnten Formen der Anregung des Immunsystems wurden insbesondere die T-Zellen, ein Sammelbegriff für Helfer- und Suppressorzellen, sowie die sogenannten natürlichen Killerzellen stimuliert. Zudem steigerte sich die Produktion von Botenstoffen [142, 144, 195, 215]. Offenbar lassen die Lycium-barbarum-Polysaccharide keinen Bereich des Immunsystems außer acht. Zudem zeigten sie ein großes Talent beim Einfangen freier Radikaler [191, 192]. Auch ein Beitrag zur Normalisierung des Blutdrucks [168], der Senkung des Cholesterinspiegels und der Stabilisierung des Blutzuckerspiegels [191] wurde ihnen attestiert. Noch erstaunlicher ist ihr mögliches Potential bei der Krebsbekämpfung. Bei einer der wissenschaftlichen Studien mit 79 Probanden in Shanghai bildeten sich Krebstumoren zurück, wenn LBPe zusammen mit einer anderen Substanz mit dem komplizierten Namen *Lymphokine-activated killer cells/Interleukin-2,* oder kurz *LAK/IL-2,* verabreicht wurden.* In Gegenwart der Lycium-Barbarum-Polysaccharide wurde der Rückgang der Tumoren im Vergleich zu der alleinigen Gabe von *LAK/IL-2* um das Zweieinhalbfache gesteigert – von 16 % auf 41 % [120]. Wir werden uns diese und etliche weitere Studien bei den einzelnen Krankheitsbildern noch näher anschauen.

Lycium-barbarum-Polysaccharide sind nicht nur die außergewöhnlichste Substanz in der Goji-Beere, für viele gelten sie auch als die erste Geige in der großen Symphonie ihrer vielfältigen Wirkstoffe. Doch lassen sich LBPe auch isolieren und werden von einigen Firmen bereits in Pulverform angeboten. Wir würden jedoch die Einnahme in ihrer natürlichen „Verpackung" empfehlen. Zumindest sollte die isolierte Pulverform durch den Verzehr einiger Beeren ergänzt werden, so dass die Vielfalt der Wirkungen nicht verlorengeht.

Tatsächlich sind die beschriebenen „Spezialitäten" der Goji-Beere in einen ganz außergewöhnlichen Reichtum an lebenswichtigen Vitalstoffen wie Vitamine, Mineralien, Spurenelemente und Aminosäuren eingebettet. Diesen grundlegenden Substanzen und ihrem Vorkommen in der Goji-Beere haben wir die folgenden Kapitel gewidmet.

Mehr B-Vitamine als jede andere Frucht

Wir alle wissen heute um die Wichtigkeit von Vitaminen zur Erhaltung unserer Gesundheit und Leistungsfähigkeit. Von Pflanzen, Tieren oder Bakterien gebildet, regulieren diese organischen

* LAK – Lymphokin-aktivierte Killer-Zellen – ist ein Präparat aus Immunzellen des Patienten. IL-2 steht für Interleukin-2, ein Botenstoff des Immunsystems, der die Produktion und Funktion von weißen Blutkörperchen anregt. Diese Behandlung galt zu jener Zeit als „heißer Tipp".

Verbindungen lebenserhaltende biologische Vorgänge im menschlichen Organismus. Nur einige wenige dieser vitalen Stoffe kann unser Körper in geringen Mengen selbst herstellen – wir müssen sie über die Nahrung zuführen.

Die Existenz und Wichtigkeit von Vitaminen wurde zuerst durch gravierende Mangelerscheinungen entdeckt. Denken wir nur an die skorbutgeplagten, zahnlosen Seefahrer alter Zeiten, die uns als Kinder als abschreckendes Beispiel vorgehalten wurden, wenn wir unser vitaminreiches Obst nicht essen wollten. Zum Glück für zukünftige Seefahrergenerationen beobachtete der englische Schiffsarzt James Lind bereits im Jahre 1752, dass Orangen und Zitronen die rätselhafte Krankheit heilen konnten.

Später bestätigte sich, dass er nach dem Richtigen gegriffen hatte. Tatsächlich sind Zitrusfrüchte allen anderen gebräuchlichen Nahrungsmitteln in ihrem Vitamin-C-Gehalt bei weitem überlegen. Nur wenige Früchte wie Sanddorn, Hagebutte und schwarze Johannisbeere sind noch reichlicher mit diesem Vitamin ausgestattet. So auch die Goji-Frucht. In den leuchtend roten Beeren wurde ein Vitamin-C-Gehalt von bis zu 149 mg pro 100 g getrockneten Beeren gemessen – dreimal so viel wie in Orangen. Die niedrigsten gemessenen Werte in der Goji-Beere lagen bei 29 mg[96, 31].

Dieser Unterschied erscheint auf den ersten Blick sehr hoch, und so wollen wir die Gelegenheit nutzen und hier eine kurze Erklärung einfügen. Vitamine sind empfindliche Gebilde, die durch Hitze, unsachgemäße Lagerung und andere Faktoren rapide abnehmen können. Auch die Bodenbeschaffenheit, das Klima und der Reifegrad bei der Ernte können den Vitamingehalt einer Pflanze bzw. Frucht beeinflussen. Nicht selten führt auch die Untersuchungsmethode selbst zu stark abweichenden Ergebnissen. Daher haben wir in der vergleichenden Tabelle auf Seite 51 bei unterschiedlichen Angaben jeweils die oberen und unteren Werte aufgeführt. Wer sich dabei fragt, wie gehaltvoll „seine“ Beeren tatsächlich sind, wird schnell erkennen, dass ihn die Beeren sogar bei Werten im unteren Bereich immer noch reichhaltig mit Nährstoffen versorgen. So ist auch der Vitamin-C-Gehalt der Goji-Beere selbst mit 29 mg im Vergleich zu den meisten anderen Früchten immer noch sehr hoch.

Eine wohl einmalige Eigenschaft der Goji-Beere ist das reichhaltige Vorkommen verschiedener B-Vitamine. Was uns sonst vor allem in Nüssen, Samen und Vollkorngetreide begegnet, hat diese kleine Frucht ebenfalls in überreichem Maß zu bieten. Ihr Gehalt an den B-Vitaminen 1, 2, 3 und 5 steht an erster Stelle unter allen Früchten und übersteigt sogar den Gehalt etlicher Samen und Nüsse.

Letztere werden oft von gesundheitsbewussten Zeitgenossen zur Deckung ihres Vitamin-B-Bedarfs herangezogen. Doch musste schon manch einer bei näherem Hinsehen feststellen, dass die kleinen Kraftpakete fast genauso wieder herauskamen, wie sie hineingingen. Tatsächlich haben viele Menschen Schwierigkeiten, Samen und Nüsse zu verdauen und somit an ihre wertvollen Stoffe heranzukommen. Hier bietet sich mit der Goji-Beere nicht nur ein wohlschmeckender Ersatz, die lebenswichtigen Vitamine sind auch besonders leicht zu erschließen.

Von einer weiteren Substanz in der Goji-Beere, die oft zu den Vitaminen gezählt wird, haben wir bereits gehört. Gemeint ist das Provitamin A bzw. Beta-Carotin, das in den Zellen der Dünndarmwände zu Vitamin A umgewandelt wird. Die leuchtend rote Beere enthält tatsächlich noch ein wenig mehr an diesem Stoff als die Karotte, nach der er benannt wurde.

Im Folgenden möchten wir eine kurze Zusammenstellung der wichtigsten Funktionen und Wirkungen aller „Goji-Vitamine" geben und ihren Gehalt im Vergleich zur empfohlenen Tagesdosis aufzeigen. Eine Wirkung möchten wir jedoch vorweg etwas ausführlicher beschreiben, da diese Information für Betroffene sehr hilfreich sein kann. Bei unseren Recherchen stießen wir auf eine Untersuchung aus dem Jahre 2006 über die potentielle Wirkung des Vitamins B_3 bei Multipler Sklerose.

In Tierversuchen war Vitamin B_3 in der Lage, eine der Multiplen Sklerose ähnliche Erkrankung zu stoppen. Die Studie, durchgeführt am US-amerikanischen Children's Hospital in Boston, zeigte auf, dass eine Form des Vitamins B_3 – Nikotinamid – langfristige Invalidität als Folge von Multipler Sklerose verhüten könnte. Als Probanden dienten Mäuse, die an einer der MS verwandten Erkrankung litten. Die Forscher konnten nachweisen, dass das Vitamin die Nervenfasern der Tiere vor Degeneration sowie vor dem Verlust des fetthaltigen isolierenden Gewebes schützt. Eine tägliche Dosis Nikotinamid konnte sogar bereits geschädigte Nervenfasern vor weiterer Degeneration bewahren. Höhere Dosen steigerten den schützenden Effekt. Jene Mäuse, welche die höchste Dosis verabreicht bekamen, wiesen gar keine Invaliditäts-Anzeichen auf. „Wir hoffen, dass unsere Arbeit zu klinischen Versuchen mit Menschen führen wird und dass Nikotinamid auch bei tatsächlichen Patienten angewendet werden kann", erklärte der japanische WissenschaftlerShinjiro Kaneko [170].

Nun also zu unserer Auflistung. Die Mengenangaben beziehen sich jeweils auf 100 g getrocknete Beeren.

- **Provitamin A (Beta-Carotin):** Positiver Einfluss auf Sehkraft, Zellwachstum und Bildung von Knochen sowie den Schutz und die Erneuerung der Haut. Wichtig für Atmung, Gehör, Schleimhäute, Bildung des männlichen Sexualhormons sowie gesunde Entwicklung des Embryos im Mutterleib. Schützt vor Schäden durch freie Radikale und beugt damit Krebs- und Herzerkrankungen vor. Sonnenschutz für die Haut.

Mangelerscheinungen: Nachtblindheit bis hin zur völligen Erblindung, Wachstumsstörungen, Abwehrschwäche gegen Infektionen sowie schuppige und trockene Haut, glanzloses Haar und brüchige Nägel. Auch Schleimhautentzündungen, Veränderung des Blutbildes und Atemprobleme.

Empfohlene Tagesdosis: 2–4 mg; Gehalt in Goji: 7,4–12,6 mg

- **Vitamin B1 (Thiamin):** Einfluss auf den Kohlenhydratstoffwechsel, wichtig für die optimale Funktion der Schilddrüse, für Herz und Muskeln, bekanntes Nervenvitamin. Verbessert die geistige Leistungsfähigkeit.

Mangelerscheinungen: Nervosität und Kopfschmerzen, rasche Ermüdbarkeit, Reizbarkeit, Konzentrationsmangel und Depressionen. Auch Herzbeschwerden, Atemnot, Muskelschwäche bis hin zu Lähmungen, ebenso Darmstörungen und Sehstörungen. Dieses Vitamin ist extrem empfindlich gegen Hitze.

Empfohlene Tagesdosis: 1 – 1,2 mg; Gehalt in Goji: 0,15 mg bis 27 mg

• **Vitamin B2 (Riboflavin):** Verwertung von Fetten, Eiweißen und Kohlendydraten, wichtig für Augen und Nervensystem, Wachstum sowie Auf- und Abbau von roten Blutkörperchen.

Mangelerscheinungen: Konzentrationsschwäche und Müdigkeit, schuppige Haut und rissige Lippen und Mundwinkel, auch Schleimhautschädigung, Sehstörungen und Wachstumsstörungen.

Empfohlene Tagesdosis: 1,2 – 1,4 mg; Gehalt in Goji: 1,3 mg

• **Vitamin B3 (Niacin, auch Nicotinsäure genannt):** Wichtig für Herz, Nerven, Stoffwechsel und eine gesunde Haut. Fördert die Merkfähigkeit und Konzentration, hilfreich bei Migräne und Störungen im Magen-Darm-Trakt.

Mangelerscheinungen: Nervenstörungen, Müdigkeit, Depressionen, Appetitlosigkeit, Kopfschmerzen und schuppige Haut.

Empfohlene Tagesdosis: 13 – 16 mg; Gehalt in Goji: 4,5 – 88 mg

• **Vitamin B5 (Pantothensäure):** Fördert die Wundheilung und verbessert die Abwehrreaktion. Wichtig für die Verwertung von Fetten, Kohlenhydraten und Eiweißen wie auch zur Hormonbildung. Gut für Haare, Haut und Schleimhäute.

Mangelerscheinungen: Nerven- und Wachstumsstörungen, Infektanfälligkeit, Nervosität, Müdigkeit und Schlafstörungen, Übelkeit, Störungen der Haut und Scheimhäute.

Empfohlene Tagesdosis: 6 mg; Gehalt in Goji: 1- 1,2 mg

• **Vitamin C (Ascorbinsäure):** Schützt vor Infektionen, wirkt als Radikalenfänger und schützt vor Krebs, stärkt das Bindegewebe, fördert Leistungsfähigkeit, Wundheilung, Stressabbau, lindert Allergien. Wichtig für Eisenstoffwechsel.

Mangelerscheinungen: Parodontose, Zahnfleisch- und Nasenbluten, häufige Erkältungen, geringe Leistungsfähigkeit, Müdigkeit, verminderte Wundheilung, gestörte Herztätigkeit.

Empfohlene Tagesdosis: 75–100 mg; Gehalt in Goji: 29–148 mg

30 Mineralien und Spurenelemente – Urstoff und Funken des Lebens

Mineralische Elemente sind der Urstoff, aus dem alles Leben ursprünglich hervorging. Die Natur hat sie als wichtige Bestandteile und Funktionsträger in alle Lebensprozesse eingebaut. Ohne Mineralstoffe können keine neuen Zellen gebildet werden, wir können unsere Nahrung nicht verdauen, Nährstoffe würden nicht in die Zellen transportiert, der Informationsaustausch wäre blockiert, Energiegewinnung und Immunsystem kämen zum Erliegen. Ein Mangel an ihnen kann zu einer unendlichen Palette von Beschwerden und Erkrankungen führen. Fehlt es nur an einem einzigen Spurenelement, kann dies zu Mangelerscheinungen und sogar bis hin zum Tod führen.

Tatsächlich dienen nur wenige Mineralien, wie Kalzium, Magnesium und Phosphor, unter anderem auch als Mengen- oder Füllstoffe. Ähnlich wie Vitamine sind sie vor allem Aktivatoren. Wenn ein Mineral-Atom über die Nahrung in den Körper gelangt, wird es im Magen oder Darm gespalten und in ein elektrisch geladenes Teilchen, ein sogenanntes Ion verwandelt. Unzählige entgegengesetzt geladene Ionen bringen eine enorme Spannung in das Stoffwechselgeschehen des Organismus hinein und verwandeln unseren Körper mit seinen 70 Billionen Zellen in ein riesiges Kraftfeld. Bei ihren chemischen Reaktionen entwickeln Mineralien eine Explosivität, welche – auf unsere Größenverhältnisse übertragen – die einer Atombombe bei weitem übertrifft. Sie werden zu Billionen zündender Funken, die alles bewegen[73].

Mit einem Reichtum an über 30 Mineralstoffen und Spurenelementen ist die Goji-Beere eine reiche Quelle auch an diesen „Funken des Lebens". Ja, sie übertrifft mit dieser Bandbreite wiederum die meisten anderen Pflanzen. Kalzium, Magnesium, Phosphor und Kalium sind die „großen" Mineralien oder Mengenelemente der Goji-Beere; unter den Spurenelementen finden sich so wichtige Stoffe wie Eisen, Kupfer, Zink und Mangan sowie die Anti-Krebs-Elemente Selen und Germanium.

Wir haben bereits aufgezeigt, wie sehr der Mineralstoffgehalt in unseren Böden und damit auch in unseren Lebensmitteln gesunken ist. Eine Nahrung, die uns mit einem so großen Spektrum an mineralischen Elementen versorgen kann wie die Goji-Beere, ist ein phantastischer Helfer in der Not und kann allein mit dieser Eigenschaft eine Menge zu unserer Gesundheit beitragen.

Die folgende Aufstellung zeigt die wichtigsten Funktionen der in der Beere enthaltenen mineralischen Elemente. Die Mengenangaben beziehen sich wiederum auf 100 g getrocknete Beeren. Besonders auffällig ist der hohe Anteil an natürlichem Eisen – fast 100 % der empfohlenen Tagesdosis. Da Frauen mit jeder Menstruation eine Menge an diesem wichtigen Spurenelement verlieren, bietet sich hier eine wunderbare und schmackhafte Quelle, diesen Verlust auszugleichen. Übrigens leidet nicht weniger als ein Drittel der Weltbevölkerung an Eisenmangel.

Neben den im Folgenden beschriebenen Elementen wurden in der Goji- Beere bisher noch etliche weitere Spurenelemente entdeckt, die wir im Anschluss kurz erwähnen. Wer sich näher für ihre Wirkungen interessiert, dem möchten wir unser Buch *Heilung aus der Ur-Natur* empfehlen[73].

- Kalzium *(fachspr. Calcium):* Wichtig für Aufbau und Stabilität von Knochen, Zähnen, Muskeln und Sehnen, Ausschüttung von Hormonen und Übertragung von Nervenimpulsen, ebenso für die Herzfunktion und Blutgerinnung.

Mangelerscheinungen: Osteoporose, Muskelschwäche und Muskelverspannungen, Unruhe, Nervosität, Schlafstörungen und Konzentrationsschwäche.

Empfohlene Tagesdosis: 800–1000 mg; Gehalt in Goji: 110–112 mg

• **Magnesium:** Wichtig für Speicherung und Ausschüttung von Hormonen und Energiegewinnung innerhalb der Zellen. Für Nerven- und Immunsystem. Ist am Aufbau von Knochen, Zähnen und Sehnen beteiligt. Magnesium mobilisiert über 300 Enzyme, die für viele Stoffwechselfunktionen gebraucht werden. Bedeutsam bei der Erregungsübertragung des Herzmuskels.

Mangelerscheinungen: Muskelkrämpfe, Herzrhythmusstörungen und Herzjagen. Unruhe, Ängste, Mattigkeit, Konzentrationsstörungen, Reizbarkeit, Schlaflosigkeit und Migräne. Auch Magen-Darm-Probleme.

Empfohlene Tagesdosis: 300–350 mg; Gehalt in Goji: 109–130 mg

• **Kalium:** Zusammen mit Natrium (aus Kochsalz) an der Natrium-Kalium-Pumpe beteiligt. Wichtig für Regulation des Wasserhaushalts und des Säure-Basen-Gleichgewichts. Notwendig für Aufnahme und den Transport von Nährstoffen. Auch bedeutsam für die Ausschüttung von Hormonen, die Aktivierung von Enzymen zur Energiegewinnung, für Nervenfunktion und Muskeln einschließlich des Herzmuskels.

Mangelerscheinungen: Muskelschwäche, gestörte Herztätigkeit, Magenprobleme, Durchfall.

Empfohlene Tagesdosis: 2000 mg; Gehalt in Goji: 1132–1600 mg

• **Phosphor:** Bestandteil der Knochen, liefert Bausteine für die menschliche Erbsubstanz. Ist an der Energiegewinnung sowie am Säure-Basen-Haushalt beteiligt. Wichtig bei Osteoporose.

Mangelerscheinungen: Muskelschwäche, Knochenleiden, Erschöpfung und Reizbarkeit.

Empfohlene Tagesdosis: 700 mg; Gehalt in Goji: 178 mg

• **Eisen:** Unerlässlich für den Aufbau roter Blutkörperchen sowie den Sauerstofftransport und damit die Energiegewinnung in allen Körperzellen. Bestandteil vieler Enzyme, stimuliert das Immunsystem, wichtig für Gehirnleistung.

Mangelerscheinungen: Wachstumsstörungen, Muskelschwäche, Blässe, Anämie und permanente Müdigkeit, Konzentrationsmangel, Infektanfälligkeit.

Empfohlene Tagesdosis: 10–15 mg; Gehalt in Goji: 9–11 mg

• **Kupfer:** Bestandteil vieler Enzyme und Enzymaktivator. Unterstützt den Stoffwechsel. Schützt vor freien Radikalen. Wirkt günstig auf das gesamte Herz-Kreislauf-Geschehen. Wird für die Eisenresorption sowie für den Aufbau von Bindegewebe und Nervenfasern gebraucht. Hilft beim Regulieren des Cholesterinspiegels. Positiver Einfluss bei Allergien, Arthritis, Rheuma und Anämie.

Mangelerscheinungen: Blutarmut, fahle Haut, frühzeitiges Ergrauen der Haare, Infektanfälligkeit, Fertilitätsstörungen, Schlafstörungen, Schwäche, Reizbarkeit und Aggression, Appetitlosigkeit, Atembeschwerden, erhöhte Cholesterinwerte.

Empfohlene Tagesdosis: 1–1,5 mg; Gehalt in Goji: 1,1–2 mg

• **Zink:** Bestandteil von annähernd 250 Enzymen. Schützt vor freien Radikalen. Entscheidend verantwortlich für Zellteilung und Zellwachstum. Trägt wesentlich zum Funktionieren des Immunsystems bei. Wichtig für das Nervensystem, Herz-Kreislauf-Geschehen und die Hormonproduktion. Ein unentbehrliches Element bei nahezu allen Regenerationsprozessen.

Mangelerscheinungen: gestörte Wundheilung, Hauterkrankungen, Haarausfall, Augenerkrankungen, Wachstumsverzögerung, gestörtes Geruchs- und Geschmacksempfinden, verringerte Fruchtbarkeit, Infektanfälligkeit, Appetitlosigkeit, Haarausfall, Hautschäden, Reizbarkeit, Unruhe und Depressionen sowie chronische Müdigkeit.

Empfohlene Tagesdosis: 7–10 mg; Gehalt in Goji: 1,8–2 mg

• **Mangan:** Bestandteil von mehr als 60 Enzymen und Teil des wichtigsten Radikalenfängers. Unterstützt die Produktion von Sexualhormonen. Hat Einfluss auf den gesamten Energiestoffwechsel und die Gehirnfunktion. Fördert innere Gelassenheit, aktiviert die Leber, schützt vor Umweltgiften.

Mangelerscheinungen: Störungen in Skelettwachstum und Fruchtbarkeit, erhöhte Infektanfälligkeit, nervöse Störungen und Vergesslichkeit.

Empfohlene Tagesdosis: 1–3 mg; Gehalt in Goji: 1–1,3 mg

• **Chrom:** Stimuliert die Enzyme des Fett- und Kohlenhydratstoffwechsels. Bedeutsam für Glukose-Toleranz insbesondere im Alter und bei Diabetes. Verbessert die Ausdauer und das allgemeine Energieniveau. Positiver Einfluss auf das Nervensystem und Herz-Kreislauf-Geschehen.

Mangelerscheinungen: Gewichtsverlust, verminderte Glukose-Toleranz, Müdigkeit und Nervosität.

Empfohlene Tagesdosis: 0,03–0,2 mg; Gehalt in Goji: 0,03–0,08 mg

• **Selen:** Neutralisiert freie Radikale, fördert die Entgiftung von Schwermetallen. Wichtig zur Herzinfarkt- und Krebsprävention. Bestandteil vieler Enzyme. Sorgt für Elastizität der Gewebe. Begünstigt maßgeblich den Zellstoffwechsel, das Immunsystem und vielerlei Leberfunktionen.

Mangelerscheinungen: Herzmuskelschäden, Darmerkrankungen.

Empfohlene Tagesdosis: 30–70 mcg; Gehalt in Goji: 50 mcg

• **Molybden:** Bestandteil vieler Enzyme, unterstützt das Immunsystem, ist maßgeblich an der Verwertung von Eisen sowie am Fett- und Kohlenhydratstoffwechsel beteiligt.

Empfohlene Tagesdosis: 50–100 mcg; Gehalt in Goji: 80 mcg

• **Weitere Spurenelemente, die in der Goji-Beere enthalten sind:** Aluminium, Arsen, Barium, Beryllium, Blei, Bor, Cadmium, Germanium, Kobalt, Lathan, Lithium, Nickel, Niobium,

Quecksilber, Silber, Strontium, Titanium, Vanadium, Yttrium, Zinn und Zirkonium. Etliche weitere sind in winzigsten Mengen vorhanden.

Anmerkung: *Einige dieser Stoffe mögen unseren Lesern als giftig bekannt sein. Sie werden jedoch in Spurenmengen für viele Lebensvorgänge benötigt. Es ist anzunehmen, dass zukünftige Analysen noch weitere Spurenelemente zutage fördern.*

Treibstoff für die Enzyme

Wer die vorausgegangene Auflistung aufmerksam gelesen hat, dem mag aufgefallen sein, wie häufig darin Enzyme und deren Stimulierung oder Aktivierung durch die jeweiligen mineralischen Elemente erwähnt werden. Tatsächlich ist dies eine der wichtigsten Aufgaben vieler Mineralien und Spurenelemente. Die beschriebenen Wirkungen beruhen in hohem Maße auf dieser Enzymaktivierung. So möchten wir unsere Leser an dieser Stelle zu einem kleinen Ausflug in die Welt der Enzyme einladen. Erst so können wir ermessen, was der Reichtum an mineralischen Elementen in der Goji-Beere für unser Wohlergehen bedeutet.

Unser Wissen über Enzyme beschränkt sich meist auf die Tatsache, dass sie unsere Verdauung auf Trab bringen. Da diese rührigen Eiweißverbindungen durch Hitze zerstört werden, wird uns von Ernährungsexperten Rohkost als Verdauungshilfe empfohlen. Enzyme sind jedoch bei weitem nicht nur in unserem Verdauungskanal aktiv. Sie tummeln sich in Körperflüssigkeiten wie Blut und Lymphe, auf der Schutzschicht der Zellen ebenso wie im Zellinnern.

Die vielseitigen Moleküle sind die eigentlichen Arbeiter im Körper. Sie zerbrechen Verbindungen und fügen neue zusammen, sie verarbeiten, verdauen, verwandeln und reparieren. Sie stellen Nähr- und Botenstoffe her, sind verantwortlich für die Zellerneuerung, den Aufbau von Muskeln, Blut und Organen. Eine Reihe von Enzymen sind zudem Mitglieder der körpereigenen Polizeitruppe und beteiligen sich an der Vernichtung von Eindringlingen und Schadstoffen. Auch der Abbau verbrauchter Stoffe und Schlacken wäre ohne Enzyme nicht möglich.

Ein Beispiel mag ihren immensen Beitrag für die Funktion unseres Körpers illustrieren: Im Innern jeder Zelle befinden sich, je nach Zellart, bis zu einigen tausend Energiefabriken (Mitochondrien). In jedem dieser Kraftwerke arbeiten rund einhunderttausend molekulare Energiemotoren, von denen jeder wiederum aus 15 bis 20 Enzymen besteht. Das bedeutet, dass in jeder einzelnen Energiefabrik 1,5 bis 2 Millionen enzymatische Arbeiter tätig sind, die unsere Zellen mit der nötigen Kraft versorgen.

Wo immer sich Enzyme befinden, wirken sie als Katalysatoren und lösen in unserem Organismus unzählige Reaktionen aus. Alle Zellfunktionen werden von Enzymen eingeleitet, in Gang gehalten und in einem kaum vorstellbaren Maße beschleunigt. Stoffwechselreaktionen treten in Gegenwart von Enzymen um das Tausend- bis Millionenfache schneller auf. Ohne diese Antreiber käme alles Leben zum Erliegen. Wir könnten weder atmen, wahrnehmen, uns bewegen noch Nahrung verdauen. Ihre Aktivität entscheidet über Krankheit, Leben und Tod.

Für unser Thema ist es nun interessant, dass diese emsigen Katalysatoren oft erst mit Hilfe von Mineralien und Spurenelementen zum Leben erweckt werden. Metall-Ionen (die meisten Mineralelemente sind Metalle) schalten den enzymatischen Motor an und halten ihn am Laufen. Zudem sind die meisten Enzyme nicht vollständig. Sie brauchen sogenannte Co-enzyme, ein Begriff, der den meisten unserer Leser vertraut sein dürfte. Diese werden aus bestimmten Vitaminen – vor allem der B-Gruppe und Vitamin C – sowie aus Mineralien und Spurenelementen gebildet. Ohne diese Bausteine bleiben die auf sie angewiesenen Enzyme inaktiv, unfähig, irgendetwas zu bewegen.

Wir können nun verstehen, wie sehr die angemessene und beständige Zufuhr an Vitaminen, Mineralien und Spurenelementen über Gesundheit und Wohlbefinden entscheidet. Mit der Goji-Beere haben wir eine reiche Quelle, die für sich allein schon einen Großteil der benötigten Stoffe abdeckt.

In der folgenden Übersicht haben wir eine Liste der wichtigsten, in der Goji-Beere enthaltenen Vitamine, Mineralstoffe und Spurenelemente zusammengestellt und ihr Vorkommen im Vergleich zu unseren geläufigsten Nahrungsmitteln aufgezeigt. Zudem haben wir für den interessierten Leser einige Superfoods mit eingefügt: getrocknete Pflaumen, Blaubeeren und Leinsamen.

> ***Anmerkung:*** *In einigen Kästchen finden sich zwei Werte. Sie zeigen die jeweils geringsten und höchsten Angaben, denen wir bei unseren Recherchen begegnet sind. Bei den Vitaminen* B_1 *und* B_3 *gehen die hohen Werte so weit über alle bekannten Nahrungsmittel hinaus, dass wir zunächst zögerten, sie zu erwähnen, bevor sie durch weitere Tests bestätigt würden. Eine solche Bestätigung ist uns bis zur Drucklegung dieses Buches zwar nicht begegnet, doch haben wir uns entschieden, die Werte dennoch der Vollständigkeit halber zu nennen.*
>
> *Bei der empfohlenen Tagesdosis beziehen sich die unterschiedlichen Angaben teilweise auf Frauen und Männer.*

	Vitamine in mg						Mineralien in mg				Spurenelemente in mg				
Je 100g	A	B1	B2	B3	B5	C	Cal	Mg	K	P	Fe	Cu	Zn	Mn	Se(mcg)
Goji-Beeren getrocknet	**12,6**	**0,14 0,24**	**1,3**	**4,50**	**1**	**129 148**	**112**	**109 130**	**1000 1600**	**178 203**	**9 11**	**1,1 2**	**1,8 2**	**1 1,3**	**50**
Rosinen	0,01	0,17	0,83	0,83	0,06	3,3	49	33	756	98	2,10	0,30	0,30	0,30	0,7
Pflaumen getrocknet	1,6	0,07	0,16	2	0,47	3,3	50	45	745	79	2,50	0,42	0,54	0,21	2
Blaubeeren	0,1	0,04	0,60	0,40	0,10	13	6	5	89	10	0,17	0,06	0,11	0,28	0,6
Bananen	0,09	0,04	0,10	0,54	0,26	9,1	6	29	396	20	0,31	0,11	0,16	0,15	1
Orangen	0,19	0,10	–	2,31	0,30	52	40	10	181	14	0,10	0,10	0,10	–	0,5
Äpfel	0,055	0,01	0,01	0,08	0,06	5,7	7	5,4	114	7	0,18	0,04	0,04	0,43	0,3
Leinsamen	–	0,15	0,15	1,38	1,50	1,2	197	350	676	497	6	1	4	3,2	45
Sonnenblumenkerne	0,05	2,82	0,25	4,35	6,75	1,4	105	354	689	705	6,78	1,75	5,06	2,03	49
Brauner Reis gekocht	–	0,05	0,03	1,50	0,28	0	10	42	42	80	0,40	0,10	0,62	0,9	10
Kartoffeln, gebacken	–	0,10	0,03	1,65	0,56	13	10	27	417	57	1,36	0,25	0,32	0,23	0,1
Erbsen gekocht	0,4	0,41	0,15	2,02	0,15	14	27	39	271	117	1,53	0,17	1,20	0,52	2
Brokkoli, gedünstet	1,5	0,06	0,14	0,60	0,50	79	47	25	324	66	0,88	0,50	0,40	0,22	–
Möhren, roh	11	0,06	0,50	0,90	0,20	8,5	27	15	285	35	0,50	0,10	0,20	0,10	1
Rindfleisch, gesotten	–	0,13	0,31	3,90	0,40	–	7	30	404	239	36	0,20	5,60	0,10	24
Hühnchen, gebraten	0,095	0,06	0,11	12,7	0,90	–	14	27	245	214	0,30	0,10	1	–	25
Magermilch	0,2	0,04	0,02	0,10	0,30	0,9	120	14	154	95	0,10	–	0,20	–	2
Empfohlene Tagesdosis	2 4	1 1,2	1,2 1,4	13 16	6	75 100	800 1000	300 350	2000	700	10 15	1 1,5	7 10	1 3	30 70

Cal = Calcium P = Phosphor Zn = Zink Mg = Magnesium Fe = Eisen Mn = Mangan K = Kalium Cu = Kupfer Se = Selen

Bausteine für Muskeln, Abwehr und Kommunikation – ein vollständiges Spektrum an Aminosäuren

Wenden wir uns nun einer letzten großen Nährstoffgruppe zu, den Aminosäuren. Selbst hier sticht die Goji-Beere noch einmal heraus. Die kleine rote Beere enthält alle essentiellen Aminosäuren und dazu in Mengen, die unter den Früchten wiederum nahezu einmalig sind.

Aminosäuren dienen als Grundbaustoff für unsere gesamten Körperzellen, einschließlich der Muskeln, Haut, Haare, Nägel und unserem Blut. Zudem sind die enzymatischen Arbeiter in unserem Organismus, ebenso wie die Botenstoffe und Hormone für die körperinterne Kommunikation und die Antikörper für die Immunabwehr, aus Aminosäuren zusammengebaut

Von den 20 Aminosäuren sind acht essentiell, das heißt, unser Körper kann sie nicht selbst herstellen und wir müssen sie uns mit der Nahrung zuführen (eine zusätzliche Aminosäure, Histidin, ist zudem für Babies und Kleinkinder essentiell). Aminosäuren verbinden sich zu Proteinen oder Eiweißen, aus denen unser Köper zum überwiegenden Teil besteht. 100 bis 500 Aminosäuren werden für die Zusammensetzung der meisten Eiweißstoffe benötigt, doch kann ihre Anzahl bis in die Zigtausend gehen. Fehlt es an einer einzigen Aminosäure für den Bau eines bestimmten Eiweißmoleküls, so ist dessen gesamte Funktion gestört.

Diese Eiweißbausteine finden sich normalerweise in ausreichendem Maß in Fleisch, Fisch, Milch, Käse und Eiern und in geringeren Mengen in Nüssen und Samen, Getreide, Kartoffeln und Hülsenfrüchen. Gemischtköstler sind in der Regel aureichend mit Eiweißstoffen vorsorgt. So dürfte der Proteinreichtum in der Goji-Beere vor allem für Vegetarier und ganz besonders für Veganer interessant sein. Mit einem Gesamtanteil von 16 % Eiweiß enthält die Goji-Beere zwar weniger als Rindfleisch (21 %), jedoch übertrifft ihr Gehalt bereits den von rohen Eiern (13 %).

Nun gibt es auch einige Aminosäuren, die in größeren Mengen eingenommen wünschenswerte Wirkungen zeigen. So ergänzen beispielsweise aktive Sportler ihre Nahrung häufig mit zusätzlichen Aminosäuren zum Aufbau der Muskelmasse.

Wir möchten hier zwei Aminosäuren herausgreifen, die außergewöhnlich reichhaltig in der Goji-Beere vertreten sind und denen zur Zeit ein besonderes Interesse der Wissenschaft gilt. Eine dieser Säuren, L-Arginin, ist mit fast einem Gramm in 100 g getrockneten Goji-Beeren enthalten. Ihr werden zahllose biologische Wirkungen zugeschrieben, von der Senkung des Blutdrucks und der Verbesserung der Blutzirkulation bis zur Stimulierung von Wachstumshormonen. Auch bei der Bekämpfung von Diabetes und der Stärkung der Immunabwehr spielt sie offenbar eine große Rolle. Die Steigerung sexueller Energie, die der Beere traditionell zugeschrieben wird, könnte nach ersten Ergebnissen ebenfalls mit Arginin in Zusammenhang stehen.

Eine andere Aminosäure, die zur Zeit in etlichen Forschungsprojekten untersucht wird, ist Leucin – ebenfalls überreichlich in Goji vorhanden. Diese vielversprechende Säure spielt offenbar eine Rolle bei der Senkung des Cholesterinspiegels sowie auch beim Schutz vor freien Radikalen und somit bei der Herzinfarkt- und Krebsprävention. Auch scheint sie die weißen Blutkörperchen zu vermehren, die Zunahme an Muskelmasse zu stimulieren und unsere Ausdauer zu steigern.

Anstatt diese Eiweißbausteine in isolierter Form zuzuführen, beginnen immer mehr Menschen den Reichtum auch an diesen Stoffen in der Goji-Beere zu entdecken. So wird berichtet, dass viele professionelle Athleten in China, darunter auch Teilnehmer an den Olympischen Spielen, Goji-Beeren zur Steigerung ihrer Fitness verzehren. Auch in westlichen Ländern beginnen die ersten Profi-Sportler damit, die Beere in ihr spezifisches Ernährungsprogramm einzubauen.

Nicht zuletzt macht gerade der hohe Eiweißgehalt die Beere für jedermann zu einem vollständigen natürlichen Power-Snack, beispielsweise bei Ausflügen oder Expeditionen – oder einfach zur Auffrischung der Energie zwischendurch.

100 g getrocknete Goji-Beeren enthalten zwischen 11 und 100 % des Tagesbedarfs an den verschiedenen essentiellen Aminosäuren (siehe die folgende Tabelle). Alles in allem ein erstaunliches Profil für einen Nährstoff, der sonst nur in allergeringsten Mengen in Früchten vorhanden ist.

Essentielle Aminosäuren (in mg)									
100 g	Iso-leucin	Leucin	Lysin	Methio-nin	Phenyl-alamin	Threo-nin	Trypto-phan	Valin	Arginin halb-essent.
Goji-Beeren getrocknet	330	590	350	120	350	430	140	400-1000	920
Blaubeeren	13	20	7	5	14	8	6	14	30
Äpfel	7	15	14	-	8	7	5	12	7
Bananen	34	68	50	7	35	38	6	15	55
Brokkoli gedünstet	112	130	143	32	83	78	29	11	147
Erbsen gekocht	190	320	310	85	210	200	40	225	680
Kartoffeln gebacken	92	140	149	28	98	89	33	130	106
Brauner Reis gekocht	103	210	105	53	132	102	34	148	190
Leinsamen	450	570	350	210	400	420	200	480	1700
Empfohlene Tagesdosis	700	900	740	600	800	430	200	850	keine Angaben

> ***Anmerkung:*** *Die Angaben für Goji-Beeren sind Mittelwerte aus verschiedenen Untersuchungen. Bei Valin waren die Werte so unterschiedlich, dass wir den oberen und unteren Wert angegeben haben.*
>
> *Die empfohlenen Tagesdosen sind ebenfalls Mittelwerte. Frauen brauchen etwas weniger, Männer etwas mehr als angegeben.*

Damit wollen wir die Analyse der Inhaltsstoffe abschließen. Unsere Leser dürften wohl zustimmen, dass der Gehalt an Nähr-, Heil- und Schutzstoffen in der Goji-Beere wahrhaft beeindruckend ist. Wir möchten hier auch noch einmal hervorheben, dass es über die Vielfalt und Menge der Stoffe hinaus das große harmonische Zusammenspiel der unzähligen bekannten und unbekannten Substanzen ist, das der Goji-Beere ihr außergewöhnlich hohes gesundheitliches Potential verleiht.

Die Goji-Beere im Lichte der Bovis-Messungen

Bei unseren umfangreichen Recherchen trafen wir immer wieder auf Messwerte der sogenannten *Bovis-Messung* in Bezug auf die Goji-Beere. Diese Methode lässt rein wissenschaftlich orientierte Zeitgenossen nicht selten die Stirn runzeln. Dagegen stößt das Messverfahren besonders in naturheilkundlich-esoterisch orientierten Kreisen allgemein auf großes Interesse und findet eine breite Anwendung. Entsprechend können wir feststellen: Je nach dem Blickwinkel des Betrachters gibt es für beide Anschauungsweisen oder Ideologien eine wohlbegründete Argumentation.

All jenen, welche die Bovis-Messung bereits vorab nicht akzeptieren können, sei es selbstverständlich freigestellt, diese Informationen zu ignorieren oder zumindest hintanzustellen. Wir meinen jedoch, dass sie zu einem Gesamtbild der Goji-Frucht gehören. Auch möchten wir nicht unerwähnt lassen, dass einige unserer größten Denker, wie beispielsweise Johann Wolfgang von Goethe, Albert Einstein oder Max Planck, sich zum Teil schon vor dem französischen *Physiker A. Bovis* (1871 – 1947) intensiv mit der weitläufigen Thematik der Radiästhesie auseinandergesetzt haben. Heute arbeiten vor allem viele Heilpraktiker, Homöopathen, Naturheiler und Geopathen unter Einbeziehung der Bovis-Messungen[35, 71, 81, 88].

Die Goji-Beere, da sind wir uns ganz sicher, wird auch ohne diese Messergebnisse ihren Siegeszug antreten. Die ermittelten Werte sind jedoch nicht uninteressant.

Zur Methode: Die Bovis-Messung wird heute gewöhnlich mit einer Einhand-Schwingrute, dem sogenannten *Tensor* oder *Biotensor* durchgeführt. Dabei gab es traditionell eine Skala von 0 – 10.000. Später wurde diese Maßeinteilung bis 1 Mio. erweitert. Gemessen wird die vitale feinstoffliche Schwingungsenergie bzw. Strahlung, die von allem ausgeht, was uns umgibt. Ein Wert von 6500 Bovis-Einheiten (BE) gilt auf dieser Skala als neutral, ein Messwert darunter als negativ, belastend oder sogar krank machend. Dagegen wird jede Messung über 6500 als positiv, vitalisierend und gesundheitsfördernd deklariert. So werden Qualitätsbestimmungen nicht nur für Wasser, Lebensmittel, Biosubstanzen oder Medikamente ermittelt, sondern auch in Bezug auf die Chakren, geopathische Störzonen oder besondere Orte ausgemessen und festgelegt. Hier nun einige der veröffentlichten Messergebnisse verschiedener Nahrungsmittel und Plätze im Vergleich zur Goji-Beere.

Diverse Bovis-Energie-Messwerte im Vergleich zur Goji-Beere	
Gesundes Wasser aus der Wasserleitung	5.960
Destilliertes Wasser	3.000
Heilwasser von Lourdes	26.000
Heilwasser von Fatima	23.000
Reis	7.000
Sonnenblumenöl, billig, raffiniert	760
Sonnenblumenöl, beste Qualität, kalte Pressung	9.500
Schweinefleisch	4.400
Rindfleisch	6.100
Kokosnuss	21.000
Muskatnuss	34.000
Bananen	4.500
Noni-Frucht	17.000
XanGo (Rezeptur aus Mango und versch. Beeren)	53.000
Goji-Beere	355.000
Gesunder, vitaler Mensch	8.000
Kranker Mensch am Ende seiner Lebenskraft	1.600
Geistig-spirituelle Zentren, Tempel, Kirchen u. Moscheen	14.000
Labyrinth von Chartres	18.000
Mykernios-Pyramide	42.000
Tempel von Echnaton	11.000
Cheops-Pyramide (in der Königskammer)	170.000

Die hier aufgezeigten Bovis-Messwerte wurden aus unterschiedlichen Publikationen und Internet-Portalen verschiedener Länder entnommen. In einigen dieser Veröffentlichungen sind manche der Angaben leicht abweichend, was auch dadurch zu erklären ist, dass es sich hierbei z. T. um Naturalien unterschiedlicher Herkunft und Qualität handelt.

Ein gesundheitliches Allround-Talent

Die wohlschmeckende Goji-Beere gilt seit alters her in der chinesichen Kräuterheilkunde als eines der Hauptmittel zur Verlängerung des Lebens und Erhaltung der Gesundheit. Regelmäßiger Verzehr des „roten Diamanten", so heißt es, führe zu einem langen, vitalen und glücklichen Leben. Nach der Überlieferung macht die Beere gegen Krankheit gefeit und stärkt das Blut. Sie schenkt die nötige Energie, um Schwierigkeiten und Hindernisse zu überwinden, stimmt fröhlich und erhebt den Geist. Des Weiteren erhellt sie das Auge und schärft die Sicht. Auch stärkt die Beere die Beine und schützt vor Arthritis. Nicht zuletzt regt sie die sexuellen Säfte und Kräfte an und erhöht die Fruchtbarkeit. Die wahre Quintessenz eines Heil- und Stärkungsmittels!

Wir wollen den folgenden Teil des Buches dem Einfluss der heilkräftigen Beere bei den verschiedensten Erkrankungen widmen und uns anschauen, inwieweit die ihr traditionell zugeschriebenen Wirkungen modernen Studien standhalten und welche neueren Erkenntnisse zu ihrem Wirkungsspektrum hinzukommen. Zunächst möchten wir jedoch die Geschichte eines Mannes erzählen, der wie kaum ein Zweiter die Heilkraft der Kräuter nutzte und damit uralt wurde – und natürlich spielt die Goji-Beere darin einen wichtigen Part. Die Verbreitung dieser Geschichte über weite Teile Chinas hinweg hat im vergangenen Jahrhundert viel zur Popularität der Beere beigetragen. Neben der mündlichen

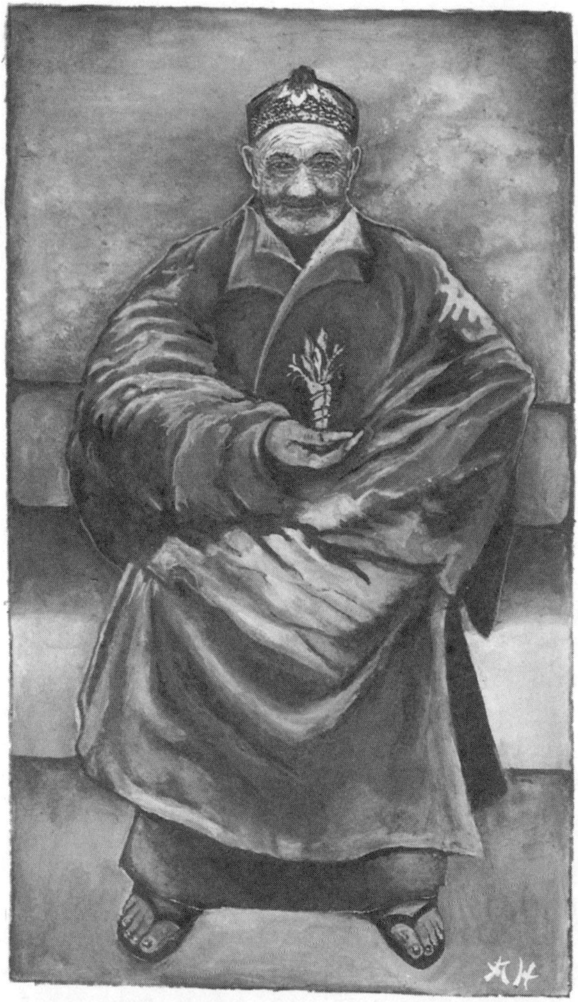

Der taoistische Meister Li Ching Yuen,
der laut überlieferter Urkunden 256 Jahre alt wurde.*

* Die hier gezeigte Abbildung wurde dem einzigen veröffentlichten Originalfoto von Li Ching Yuen nachempfunden. Sie wurde von dem Künstler Alois Hanslian (Bad Honnef) im Jahre 2007 angefertigt. Das Originalfoto findet sich im Internet bei Google unter: Li Ching Yuen.

Überlieferung wird die Geschichte mit wenigen Abweichungen in einigen Büchern erwähnt. Wir wollen sie hier so weitergeben, wie sie erzählt wird, ergänzt durch einige Fakten, die wir über das Leben dieses Mannes in Erfahrung bringen konnten.

Die Geschichte von Li Ching Yuen, dem ältesten Mann der Welt

Li Ching Yuen wurde 1677 in Kuei-Chou auf der chinesischen Seite des Karakorum-Gebirges geboren. Als er elf Jahre alt war, begegnete Li beim Spielen in seinem Dorf drei reisenden Kräuterkundigen. Sie kamen aus fernen Gegenden, einer aus Kiang-shi, die anderen aus nordöstlichen Provinzen. Ihre Gespräche interessierten Li Ching Yuen sehr, und er entschloss sich, mit ihnen zu reisen, um in die Kunst der Kräuterheilkunde eingeweiht zu werden. Aufgeschlossen und voller Wissbegierde, nahm der junge Li alles in sich auf, was es von seinen drei neuen Lehrern zu lernen gab.

In den folgenden Jahren reiste das Quartett durch weite Teile Chinas, die Mandschurei, Tibet, Annam und Siam. Während ihrer Expeditionen gerieten sie oft in gefährliche Situationen; so begegneten sie beispielsweise Tigern und giftigen Schlangen. Dessen ungeachtet setzten sie ihre Wanderungen fort und bewegten sich dabei geschwind wie Affen. Eingehend studierten sie die traditionellen Heilkräuter der vielen Regionen, durch die ihr Weg sie führte.

Als Li Ching Yuen älter wurde, setzte er sein reiches Wissen in die Tat um und begann, die Kräuterheilkunde zu praktizieren. Er selbst war ein außergewöhnliches Beispiel an Gesundheit, Kraft und Vitalität. Eines Tages – Li war etwa 50 Jahre alt – traf er bei einer seiner Kräutersammlungen in den Bergen auf einen hochbetagten Kräuterkundigen, der trotz seines ehrwürdigen Alters so kräftig dahinschritt, dass er Li bald überholte. Dies beeindruckte Meister Li sehr, denn er glaubte daran, dass zügiges Gehen sowohl ein Weg zu Gesundheit und langem Leben als auch ein Zeichen für große innere Vitalität und Kraft war.

Li Ching Yuen fragte den alten Weisen nach seinem Geheimnis. Dieser verriet ihm, dass er täglich das Drittel einer Unze (ca. 10 Gramm) *Gouqui-zi* (der chinesische Name für Goji-Beeren) verzehrte. Von da an tat Li es ihm gleich und erreichte bald eine neue Qualität in seiner Gesundheit. Als Li Ching Yuen 71 Jahre alt war, trat er vorübergehend als Berater und Lehrer der Kampfsportkünste in die chinesische Armee ein, doch auch während dieser Zeit vernachlässigte er niemals seine Kräutersammlungen in den Bergen.

Meister Li schien kaum zu altern. Mit fortschreitenden Jahren wurde er immer mehr wegen seines großen Wissens und seiner Erfahrungen verehrt und hatte in den Oh-Mei-Bergen der heimatlichen Sichuan-Provinz viele Schüler, die ihm folgten und von ihm lernten. Etliche von ihnen wurden über 100 Jahre alt.

Li Ching Yuen selbst erreichte schließlich sein 130. Lebensjahr. Seine Augen waren immer noch scharf und seine Beine stark und er verzichtete niemals auf seine täglichen Wanderungen. Doch sollte dieses Jahr eine weitere Wende in seinem Leben bringen.

Auf einer Reise durch einen besonders unzugänglichen Teil der Kung-Tung-Berge traf er auf einen taoistischen Einsiedler, der angab, 500 Jahre alt zu sein. (Nach anderen Quellen war das von ihm angegebene Alter 300 Jahre). Eine große Leuchtkraft ging von ihm aus. Der 130 Jahre „junge" Li Ching Yuen bat den ehrwürdigen Meister bescheiden darum, ihm sein Geheimnis der Langlebigkeit anzuvertrauen. Der Weise erkannte die Ernsthaftigkeit von Meister Li und lehrte ihn Übungen aus dem taoistischen Yoga, *Bagua* (acht Trigramme) genannt, die dem heutigen Tai Chi Chuan ähneln. Dazu empfahl er Li, täglich eine Dosis Panax Gingseng, Ho Shouwu sowie Polygonum einzunehmen. (Nach einer anderen Erzählung nahm er diese Heilpflanzen, um in den Bergen zu überleben, wenn ihm der mitgebrachte Proviant ausging.)

Auf Anraten des Weisen stellte Meister Li zudem seine Ernährung um. Er aß nur noch wenig Fleisch oder Wurzelgemüse und auch wenig Getreide – stattdessen lebte er vor allem von gedünstetem, oberirdisch wachsendem Gemüse, Kräutern und Beeren. Als Li Ching Yuen seinen 150. Geburtstag feierte, erhielt er von der chinesischen Regierung eine Urkunde, die ihm zu seinem hohen Alter gratulierte. Diese Urkunde wurde nach seinem Tod von Professor Wu Chung-chieh von der Chengdu Universität (Sichuan) gefunden und als echt ausgewiesen. Zu seinem 200. Geburtstag im Jahre 1877 bekam er eine weitere Urkunde von der Regierung zugesandt.

1927 hörte General Yang Shen von der berühmten Langlebigkeit des taoistischen Meisters und lud ihn auf seinen Kommandositz nach Wan-Shien ein. Er beschrieb Li Ching Yuen später in einem Buch als über zwei Meter groß, mit rauer Haut, kahlem Kopf und sehr langen Fingernägeln. Seine Bewegungen waren trotz des hohen Alters immer noch kräftig und agil.

Li Ching Yuen verstarb 1933 im gesegneten Alter von 256 Jahren nach einem Festbankett, das ihm zu Ehren von einem offiziellen Regierungsvertreter veranstaltet wurde. Kurz zuvor hatte er zu Freunden gesagt: „Ich habe alles in dieser Welt getan, was ich zu tun hatte. Ich werde jetzt nach Hause gehen."

Der wohl älteste Mann der Welt hatte während seines Lebens 14-mal geheiratet und überlebte 11 Generationen seiner eigenen, fast 200 Mitglieder zählenden Nachkommen. Von seinem Tod im Mai 1933 wurde in der *London Times*[3] und in der *New York Times*[4] berichtet.

Die Lebensgeschichte Li Ching Yuens wird unter anderem von einem seiner direkten Schüler, dem chinesischen Tai-Chi-Chuan-Meister *Da Liu* in dessen Buch *Taoist Health Exercise Book* (Erstausgabe1983)[51] erzählt. Dort wird Li Ching Yuens Langlebigkeit in erster Linie seinem Konsum von Lycium-Früchten (Goji) zugeschrieben sowie insbesondere auch der regelmäßigen Praxis der taoistischen Übungen.

Wir denken, die Geschichte spricht für sich, und wir brauchen ihr keinen Kommentar hinzufügen.

Jungbrunnen der Chinesen und Radikalenfänger Nummer eins

Die Reputation der Goji-Beere als Verjüngungsmittel begann schon lange vor Li Ching Yuens Lebenszeit. Tatsächlich ist sie älter als jede andere der Beere zugeschriebene Wirkung. Seit Tausenden von Jahren wird der „rote Diamant" in der Hoffung verzehrt, den Körper jung und geschmeidig zu erhalten. Wenn sich eine Tradition so lange hält, ist die Wahrscheinlichkeit groß, dass etwas Wahres dahintersteckt. Ohne das Vorhandensein solch moderner Verfahren wie Wirkstoffanalysen, Labortests und Doppelblindstudien wurde die Wirksamkeit eines Mittels aufgrund von Erfahrung und Beobachtung bestimmt; oft finden sich schon in althergebrachten Namen Hinweise auf die Wirkung einer Pflanze oder eines Krautes. Heute weist eine zunehmende Zahl von Untersuchungen darauf hin, dass die Goji-Beere tatsächlich ein ganz außerordentliches Potential besitzt, den Alterungsprozess zu verzögern.

Von den verschiedenen Mechanismen, die an der biologischen Alterung des Körpers beteiligt sind, sticht einer mehr als alle anderen hervor: die zellschädigende Wirkung freier Radikaler. Da dieses Thema für unsere Gesundheit so grundlegend ist, möchten wir ein paar Erklärungen vorausschicken.

Mit der Erfindung des Elektronenmikroskops erhielten Wissenschaftler erstmals Einblick in eine faszinierende Welt, in der unsere Gesundheit von der Wechselwirkung zwischen Atomen und Elektronen beeinflusst wird. Auf dieser tiefen, gerade noch erfassbaren Ebene des Mikrokosmos stießen sie auf eine Gruppe von *biologischen Freibeutern,* deren einziges Bestreben darin besteht, Elektronen von benachbarten Mokelülen an sich zu reißen. Die Wissenschaftler gaben ihnen den passenden Namen *freie Radikale,* und bald wurden diese als die einer riesigen Palette von Erkrankungen und degenerativen Erscheinungen zugrunde liegende Ursache erkannt.

Elektronen kreisen in der Regel paarweise um den Kern eines Atoms oder um ein Molekül. Auf diese Weise sind sie stabil und ausbalanciert. Zu Freibeutern werden sie erst, wenn sie durch bestimmte Einflüsse ihren Gegenpart verlieren. In dem Bestreben, ihre verlorengegangene Vollständigkeit zurückzuerlangen, machen sie sich auf eine wilde Jagd nach neuen Partnern. Dabei sind sie weder wählerisch noch feinfühlig, und ihre Raubzüge können die angegriffenen Moleküle verkrüppeln und ihre biologische Funktion völlig zerstören.

Herz, Lunge, Blutgefäße, innere Organe und Gewebe stehen unter ständigem Beschuss durch ganze Armeen dieser abtrünnigen Elektronenräuber. Mehr als 50 verschiedene Erkrankungen werden heute mit ihrem schädlichen Treiben in Verbindung gebracht, von Herz-Kreislauf-Beschwerden über Krebs, Osteoposose und Diabetes bis hin zur geistigen Degeneration.

Wie entstehen freie Radikale?

Ursache Nummer eins ist ein Element, das menschliches wie auch tierisches Leben auf unserem Planeten überhapt erst ermöglicht: Sauerstoff (Oxygen). Dass dieses Element auch eine zerstörerische Komponente besitzt, ist seit langem bekannt. Die sichtbarste Wirkung ist wohl der Rost an unserem Fahrrad oder am schmiedeeisernen Gartentor. Auch unsere Nahrung ist den verderblichen Eigenschaften des Sauerstoffs ausgesetzt. Beißen wir in einen Apfel und lassen ihn dann ein Weilchen liegen, wird die angebissene Stelle bald braun. Butter und Öl werden unter dem Einfluss von Sauerstoff ranzig.

Etwas Ähnliches geschieht nun auch in unserem Körper. Beim Prozess der Energiegewinnung in den Zellen werden freie Radikale als giftiges Nebenprodukt des eingeatmeten Sauerstoffs abgeworfen. Unter ihrem Einfluss beginnen Zellen und Gewebe zu „rosten“,

Fette werden „ranzig". Alte Menschen haben manchmal einen Geruch, der durchaus an ranziges Fett erinnert. Tatsächlich ist eines der deutlichsten Zeichen des Alterns die Ansammlung von oxidiertem Fett im Körper, von den Wissenschaftlern als Lipid-Peroxidation bezeichnet (Lipid = Fett).

Zu der körperinternen Produktion freier Radikaler gesellen sich Chemikalien aus unserer Umwelt einschließlich der Rückstände von Herbiziden und Pestiziden in unserer Nahrung. Alkohol ist ebenfalls ein virulenter Produzent von freien Radikalen. Das Gleiche gilt für Zigarettenrauch. Die Inhalation einer einzigen Zigarette lässt nicht weniger als eine Milliarde dieser molekularen Übeltäter entstehen.

Eine versteckte hinterhältige Quelle zur Erzeugung freier Radikaler sind verschiedene Formen der Strahlung. Der Fernsehbildschirm, Computer und das beliebte und praktische Handy attackieren uns mit Radikalen bildenden Mikrowellen. Leider macht beim Thema schädliche Strahlung auch das ultraviolette Licht unserer ansonsten recht wohltätigen Sonne keine Ausnahme.

Nun sind wir diesen vielfältigen Angriffen nicht hilflos ausgeliefert. Ein ausgefeiltes Verteidigungssystem, gemeinhin als Antioxidantien-System bekannt, hält den Ansturm von freien Radikalen in Schach. Jede Zelle im Körper erschafft ihre eigenen enzymatischen Spezialisten, deren Aufgabe es ist, freie Radikale zu entschärfen. Diese Polizeitruppe patrouilliert ununterbrochen in den Zellen, um abtrünnige Moleküle einzufangen und unschädlich zu machen. Das bekannteste Mitglied dieser Truppe ist die Superoxiddismutase (SOD), die sich dem besonders häufigen und wohl gefährlichsten Radikal mit Namen Superoxid annimt. Wir werden später noch mehr davon hören. In den Zellzwischenräumen und im Blut stillen zirkulierende Biochemikalien den Elektronenhunger der umherschwirrenden freien Radikalen.

Nun bietet uns die Natur zusätzliche, äußerst effektive Hilfsmittel zur Unterstützung der körpereigenen Radikalenfänger an. Diese stecken vor allem in unserem Obst und Gemüse. Pflanzen sind den Sonnenstrahlen ungeschützt ausgesetzt. Sie benutzen deren Energie zur Photosynthese und erzeugen gleichzeitig Mengen an Sauerstoff. Sonnenlicht plus Sauerstoff ist eine explosive Mischung zur massenweisen Herstellung freier Radikaler. Um unter diesen Bedingungen eine Überlebenschance zu haben, müssen Pflanzen sich mit Antioxidantien vollpacken.

Glücklicherweise wirken und arbeiten diese Stoffe ebenso gut im menschlichen Körper. Frisch geerntet und schonend zubereitet (nicht in der Mikrowelle zerstört), kann pflanzliche Nahrung uns einen wirksamen Schutz vor freien Radikalen schenken. Vitamin C, Beta-Carotin und das fettlösliche Vitamin E sind bekannte und effektive Radikalenfänger. Ganz besonders wirksam sind die sekundären Pflanzenstoffe. Erinnern wir uns nur an die Messungen mit Beeren, deren antioxidatives Potential isolierte Vitamine noch weit übertraf. All diese Stoffe helfen, innerhalb wie außerhalb der Zellen den Elektronenhunger von freien Radikalen zu stillen. Allerdings werden sie – im Gegensatz zu der körpereigenen Enzymtruppe – bei diesem Prozess geopfert. Wollen wir dem vielfältigen Ansturm durch freie Radikale standhalten, ohne zu erkranken, müssen wir täglich neue Radikalenfänger über die Nahrung nachliefern.

_わが家のガーデニング便り　～クコ（枸杞/Chinese wolfberry）～

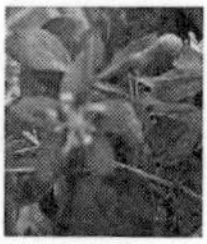

広島市西区の「はなまる」さんから、携帯で撮ったクコの花の写真が届きました。花の大きさは「直径1くらい」。

クコといえば、中国茶や中華料理に入っている赤い実。レーズンに似た食感で、かすかに甘い味がします。健康食材のイメージが強いけれど、夏から秋にかけて、薄紫色の小さな花を咲かせるんですね。ナス科に所属。確かにナスの花（写真はこちら）にも似ています。

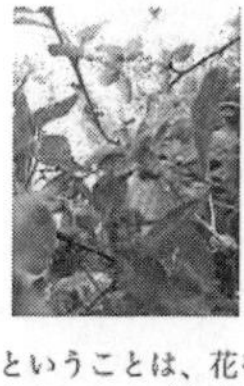

もともとは、東アジア原産の野生の植物。日本全域でも、川土手などで自生しています。クコは、実だけでなく、葉はお茶や料理全般に、根っこは漢方薬に使われます。観賞用というより、食用として使われることがほとんどってことですねぇ。

はなまるさんは、６年前からベランダでクコを育てているそうですが「５、６個も花が咲いたのは初めて」とのこと。

さて、はなまるさんから一言。「クコ、案外楽ですよ。水やりをサボっても枯れませんから(^o^)/」。

ということは、花を育てるのが苦手な私でも大丈夫かも。今度家の近くの園芸店をのぞいてみます。＾＾（もぐたん）

Chinesische Beschreibung der Goji-Pflanze

Es gibt unzählige Studien zur antioxidativen Wirkung von frischem Obst und Gemüse, auf die wir hier nicht weiter eingehen wollen. Doch wurde auch die Goji-Beere ganz gezielt untersucht. Dabei hat man sich besonders dem häufigsten und gefährlichsten Radikal mit Namen Superoxid angenommen.

Unter Wissenschaftlern ist seit langem bekannt, dass Tiere mit einer längeren Lebensspanne besonders hohe Werte von SOD aufweisen, jenem enzymatischen Mitglied der Polizeitruppe, das sich dem höchst zerstörerischen Superoxid-Radikal annimmt. Eine im Januar 2005 veröffentlichte Studie der Stanford University (USA) zeigt, das sich dies auch auf Menschen übertragen lässt. Personen, deren Fähigkeit, Superoxid-Radikale einzufangen, beeinträchtigt ist, haben eine um 35 % geringere Lebenserwartung im Vergleich zu Menschen mit einem normalen Niveau an SOD [138]. Das ist ein volles Drittel, welches den Lebensjahren abgezogen wird!

Angeregt durch die Reputation der Goji-Beere als lebensverlängerndes Tonikum, haben sich etliche Studien den SOD-Werten im Blut gewidmet. Die älteste entsprechende Untersuchung wurde im Jahre 1982 in China durchgeführt. Fünfzig Senioren zwischen 64 und 80 Jahren wurde zehn Tage lang 50 g der Goji-Frucht verabreicht. Anschließend wurde ihr Blut auf SOD untersucht. Allein durch diesen kurzzeitigen und einfachen Zusatz zur täglichen Nahrung waren die SOD-Werte im Blut um 48 % gestiegen. Gleichzeitig waren die Werte der Lipid-Peroxide (oxidierte Fette) um 65 % gesunken [186]. Ein Ergebnis, das alle Beteiligten erstaunte.

Spätere Studien haben vermehrt die Wirkung von Lycium-barbarum- Polysacchariden (LBPe) untersucht, jenen zuckrigen Gebilden in der Goji-Beere, die ein solch außergewöhnliches Gesundheitspotential in sich bergen. Bei einem Test an der Kaohsiung Medical University in Taiwan konnte ein wässriger Extrakt im Teströhrchen zwischen 28,8 % und 82,2 % Superoxid-Radikale einfangen. Der Prozentsatz war abhängig von der Konzentration, doch reichten schon geringste Mengen aus, um eine deutliche Wirkung zu erzielen [250].

Im Jahre 2004 testete die Chinesische Akademie der Wissenschaften die Wirkung von Goji-Polysacchariden auf biochemische Marker des Alterns bei Nagern. Drei Monate alte weibliche Mäuse bekamen D-Galaktose verabreicht, eine Chemikalie, die den Alterungsprozess enorm beschleunigt und die Zeichen nachahmt, die mit dem natürlichen Altern einhergehen. Dann wurde ein Teil der Tiere mit LBPen behandelt. Im Gegensatz zu der schnell alternden Kontrollgruppe konnten die Zuckergebilde der Goji-Beere die Werte von SOD auf ein jugendliches Niveau zurückbringen. Wie weitere Tests zeigten, wurde auch die schädigende Wirkung der Chemikalie auf mentale Funktionen abgefangen und der sogenannten Karamellisierung der Zellen und Gewebe (AGEs, aus dem Englischen für *Advanced Glycation End Products = Fortgeschrittene Glykierungsendprodukte*) Einhalt geboten[134]. Diese Glykierung ist ein Prozess, bei dem aus Zellabfällen stammende, oxidativ geschädigte Proteine und andere Moleküle auf verhängnisvolle Weise mit Glukosemolekülen reagieren. Sie karamellisieren wie bei der Herstellung von Bonbons. Die verzuckerten Moleküle bilden nutzlose Batzen, die sich zunehmend in den Zellen ansammeln. Der klebrige Abfall verstopft die Zellen und kann sie aneinanderheften.

Die Glykierung gilt neben der Oxidation als der zweite fundamentale Mechanismus der altersbedingten biochemischen Degeneration und betrifft verstärkt Zellen, die sich gar nicht oder selten teilen. Diabetiker sind ihr ganz besonders ausgesetzt, da sie AGEs in sehr hoher Anzahl produzieren. Doch bleibt niemand von der Karamellisierung verschont. Wir denken, hier liegt ein weiteres unschätzbares und noch wenig erforschtes Potential der Goji-Beere verborgen.

Eine besonders schädliche Folge radikaler Angriffe ist die Ansammlung von oxidierten oder ranzigen Fetten im Körper. Fette – insbesondere in Form von mehrfach ungesättigten Fettsäuren, wie z. B. die beiden Omega-3-Fettsäuren DHA und EPA – sind wichtige Bausteine für Gehirn, Augen, Herz und andere Organe. Wenn diese Fette mit zunehmendem Alter immer mehr oxidieren, lassen Wahrnehmungsfähigkeit und Gedächtnis nach; die Ausschüttung von Hormonen wird behindert und die Immunabwehr geschwächt. Auch die Arteriosklerose ist, wie man heute weiß, weitgehend auf die Oxidation von Fetten zurückzuführen.

Wissenschaftler messen das Ausmaß oxidativ geschädigter Fette, indem sie die Werte von Malondialdehyd (MDA) bestimmen, einem Abbauprodukt ranziger Fette. Etliche Studien mit der Goji-Beere haben sich diesem Marker des Alterns gewidmet. Auch hier zeigte sich noch einmal ihre verjüngende Wirkung [134]. Die MDA-Werte nahmen bis zu 65 % ab [186]. In einer Versuchsreihe mit Ratten an der Kaohsiung Medical University in Taiwan war der Goji-Extrakt wirksamer als jedes andere getestete Mittel, um die Leber der Nager vor der Oxidation von Fetten zu schützen [250].

Um den Reigen der antioxidativen Wirkungen der Goji-Beere abzurunden, wollen wir uns auch noch einmal an die außerordentliche Fähigkeit der Ellagsäure erinnern, Radikale bildende Umweltchemikalien zu neutralisieren.

Ein letztes und ganz besonderes Testergebnis, das die Goji-Beere wiederum unter allen Nahrungsmitteln hervorhebt, haben wir uns als Finale für dieses Kapitel aufgehoben. Im Oktober 2000 wurden die sogenannten ORAC-Einheiten der Goji-Beere gemessen. Der ORAC-Test *(Oxigen Radical Absorbancy Capacity)* wurde von Wissenschaftlern der Tufts University in Boston, Massachusetts (USA), im Auftrag des US Department of Agriculture entwickelt [119]. Er gilt als das genaueste und zuverlässigste Verfahren, um das Antioxidantien-Potential von Lebensmitteln zu bestimmen. Hierbei wird der Gesamtwert aller Antioxidantien gemessen. Tatsächlich ist es nach Aussage der Wissenschaftler sehr viel schwieriger, jedes Antioxidans separat zu bestimmen. Zur großen Überraschung der Experten stellte sich heraus, dass getrocknete Goji-Beeren die höchsten antioxidativen Werte jeglicher getesteten Nahrungsmittel besaßen (siehe die Grafik rechts).

Wissenschaftler empfehlen die tägliche Einnahme von 3000–5000 ORAC-Einheiten. Eine Ernährung mit fünf Portionen der üblichen Früchte und Gemüse deckt circa 1500 Einheiten ab. So

Lebensmittel mit den höchsten Werten an Antioxidantien ORAC-Einheiten per 100 g

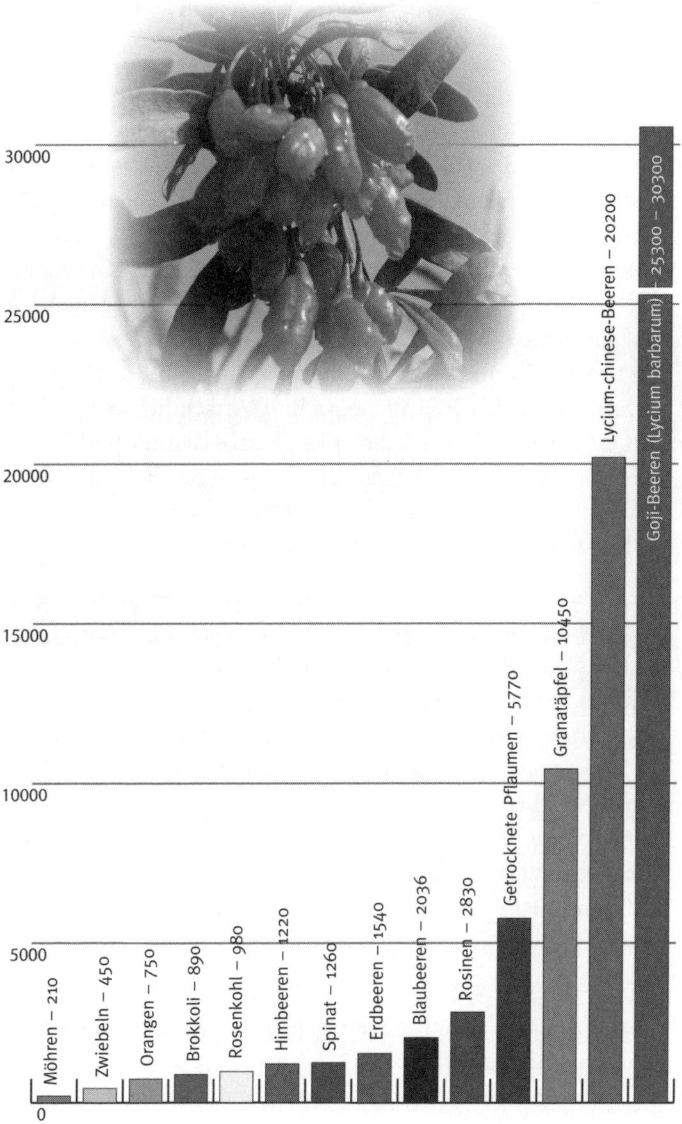

mangelt es uns selbst bei gesunder Kost oft noch an ORAC-Einheiten. Der Ausgleich kann mit besonders ORAC-reichen Früchten geschaffen werden – allen voran die Goji-Beere. Mit nur 30 Gramm der Beeren wäre unser Körper bereits optimal mit ORAC-Einheiten versorgt.

Oft erhebt sich die Frage, inwieweit förderliche Stoffe überhaupt bioverfügbar sind, das heißt, ob sie tatsächlich über die Verdauung bis ins Blut und in die Zellen gelangen und dort ihre positiven Wirkungen entfalten. Auch dazu wurden einige Test an der Tufts University durchgeführt. Eine Gruppe von Ratten erhielt über einen Zeitraum von neun Monaten Nahrung mit hohen ORAC-Anteilen (entsprechend zu 3000 Einheiten für den Menschen). Nach Erreichen ihres mittleren Alters (15 Monate) wurden ihr Blut untersucht und verschiedene Tests durchgeführt. Nicht nur waren die antioxidativen Werte im Blut beträchtlich angestiegen, auch die üblichen Verluste beim Langzeitgedächtnis und bei der Lernfähigkeit wurden abgefangen, die Reaktionsfähigkeit blieb erhalten. Zudem waren die winzigen Kapillaren (feine Blutgefäße) der Ratten vor oxidativen Schäden geschützt[198].

Eine für unser geistiges Wohlbefinden im Alter vielversprechende Studie wurde an der Universität von Hongkong durchgeführt. Offenbar kann die Goji-Beere dabei helfen, unser Gehirn vor dem Verfall zu bewahren. Von der Reputation der Beere als traditioneller Jungbrunnen inspiriert, testeten die Forscher die Schutzwirkung der Beere gegenüber Amyloid-Peptiden, den Hauptschuldigen beim Entstehen der Alzheimer-Krankheit. Tatsächlich starben bei den Versuchstieren weniger Nervenzellen ab, wenn sie durch Goji geschützt waren. Die Forscher schlossen daraus, dass traditionelle natürliche Heilmittel wie die Goji-Beere ein neues Fenster zur Behandlung von neurodegenerativen Erkrankungen öffnen können[258].

Zusammenfassend können wir sagen: Ein so wirksames und breitgefächertes Antioxidans wie die Goji-Beere ist eine mächtige Waffe im Kampf gegen alle degenerativen Erkrankungen und kann im

Rahmen einer gesunden Ernährung zweifellos dazu beitragen, den Alterungsprozess zu verzögern.

Nun haben viele Menschen nicht nur das Gefühl, weniger schnell zu altern – sie fühlen sich durch den Verzehr von Goji-Beeren geradezu verjüngt. Dafür gibt es sicherlich eine Reihe von Gründen. Eine der logischsten Erklärungen wollen wir hier anbieten: Alle lebendigen Systeme besitzen schnell und gründlich arbeitende enzymatische Mechaniker, die zerstörte Bausteine in den Zellen wiederherstellen. Wenn nun die körpereigene Abwehr von freien Radikalen eine machtvolle Unterstützung von außen erfährt und damit weniger beansprucht wird, kann unser Organismus zweifellos seine Energien und Ressourcen vermehrt der Reparatur und Regeneration zur Verfügung stellen.

Hinzu kommt, dass der Reichtum der Goji-Beere an wichtigen Vitaminen, Mineralien und Spurenelementen nicht nur die enzymatischen Radikalenfänger mit den benötigten Rohmaterialien für ihren Aufbau und ihre Funktion versorgt, sondern auch die Mechaniker und Reparateure, die sich um den Wiederaufbau kümmern, können ihren Job besser erfüllen.

Krebs mag keine Goji-Beeren

Vor 100 Jahren war in Deutschland jeder 38. Todesfall ein Opfer von Krebs. Heute stirbt beinahe jeder Dritte an der „schleichenden Pest". Laut der WHO (*World Health Organization* – Weltgesundheitsorganisation) werden jedes Jahr weltweit 10 Millionen neue Krebsfälle gemeldet. In den USA hat Krebs gerade Herzerkrankungen als Todesursache Nummer eins überholt. Was aber hat zu einem solch rapiden Anstieg geführt?

Krebs entsteht aus einer Schädigung der DNA, jener Erbanlagen, welche die Funktion und individuelle Aufgabe einer jeden Zelle im Körper bestimmen. Bis auf wenige Ausnahmen geschieht diese Verletzung durch freie Radikale. Krebserregende Chemikalien in unserer Nahrung, Trinkwasser und Umwelt lösen eine solche Flut an Elektronenräubern aus, dass unser Körper mit dem Einfangen und Entschärfen nicht mehr mithalten kann und die Gefahr von DNA-Schäden enorm in die Höhe schnellt. Wissenschaftler haben inzwischen mehr als tausend Umweltkarzinogene identifiziert und wahrscheinlich sind es sehr viel mehr. Gleichzeitig mangelt es unserer Nahrung an Antioxidantien zur Neutralisierung der schädlichen Moleküle. So wird Fehlernährung nach karzinogenen Chemikalien als die zweite große Ursache für den gewaltigen Zuwachs der Krebsvorkommen angesehen.

Auch viele Arten von Strahlen, einschließlich der UV-Strahlen unserer Sonne, sind an der Steigerung der Krebsrate beteiligt. Die Belastung nimmt im Zeitalter der drahtlosen Kommunikation, der Heimcomputer sowie eines wachsenden Ozonlochs rapide zu. Hektik und Stress tun ein Übriges. Die Dauerbelastung, unter der heute viele Menschen leiden, lässt den Energieapparat unseres Körpers auf Hochtouren laufen. Die erhöhte Energiezufuhr verbraucht ein ungewohntes Maß an Sauerstoff und führt damit zur Massenproduktion von Sauerstoff-Radikalen. Hinzu kommt, dass Stresshormone in besonders gierige Elektronenräuber zerfallen.

Zudem ist bekannt, dass Krebs oft durch eine chronische Entzündung eingeleitet wird. Auch diese mysteriöse Tatsache wurde erstmals durch die Erforschung der freien Radikalen zufriedenstellend erklärt. Immunkörper produzieren massenweise Elektronenräuber, die sie zur Zerstörung ihrer Gegner einsetzen. Bei ihren zündenden Vernichtungsaktionen geraten immer wieder freie Radikale in das umliegende Gewebe. Ist eine Entzündung chronisch geworden, so steigt die Gefahr, dass die abtrünnigen Moleküle in nahe gelegene Zellen eindringen und die DNA schädigen.

Nun hat unser Körper für jede Herausforderung eine Antwort bereit. Die Abwehr gegen Krebs findet auf vielen Ebenen gleichzeitig statt – von der Vorbeugung bis zur Vernichtung ausgereifter Krebszellen. Interessanterweise kann die Goji-Beere auf jeder Ebene unterstützend eingreifen. Schauen wir uns diese Mechanismen einmal näher an.

1. *Das körpereigene Antioxidantien-System hält die Attacken der Elektronenräuber in Schach. Seine Arbeit wird von Antioxidantien aus unserer Nahrung unterstützt.*

Die Goji-Beere regt die Vermehrung der körpereigenen Fängertrupps an and liefert Instrumente für deren Arbeit. Wir haben bereits von dem deutlichen Anstieg von SOD berichtet, jenem Meisterfänger, der das häufigste freie Radikal (Superoxid) unschädlich macht. Wir wissen nicht, wie die Beere eine solche Steigerung zustande bringt, doch ist bekannt, dass dieser Radikalenfänger Zink und Kupfer zu seiner Herstellung benötigt. So kommt hier, neben anderen Stoffen, der Reichtum der Goji-Beere an Spurenelementen mit ins Spiel.

Ein weiteres Mitglied des körpereigenen Antioxidantien-Systems, Gluthationperoxidase, arbeitet mit Selen. Das clevere Enzym hält überschüssige Elektronen bereit, die es den freien Radikalen anbietet und sie damit außer Gefecht setzt. Nach Schätzung von Experten werden täglich in jeder einzelnen Zelle 100.000 solcher Elektronengaben verschenkt. Selen gilt heute als *das* Antikrebs-Element schlechthin.

Ceruloplasmin, ein weiterer Radikalenfänger, der ausschließlich im Blut arbeitet, trägt ein Kupfermolekül, das bereit ist, ein Elektron abzugeben. Dieses Enzym ist immerhin für 70 % der antioxidativen Aktivitäten im Blutstrom verantwortlich.

Neben dieser Anregung und Unterstützung der internen Fängertrupps besitzt die Goji-Beere auch selbst einen einzigartigen Reichtum an Antioxidantien. Diese extern zugeführten Radikalenfänger tragen einen unerlässlichen Part dazu bei, den Elektronenhunger der freien Radikalen zu stillen, bevor sie unsere DNA angreifen und verletzen können. Dabei nimmt sich, wie wir gehört haben, die Ellagsäure ganz besonders der Umweltchemikalien an – eine unschätzbare Hilfe bei dem riesigen Ansturm an karzinogenen Stoffen in der modernen Welt. Über hundert unabhängige Studien bescheinigen der Ellagsäure eine außerordentlich hohe Antikrebs-Aktivität.

Ein weiterer externer Superfänger ist ein Carotinoid mit Namen Beta-Cryptoxanthin. Dieser Farbstoff ist offenbar noch sehr viel wirksamer bei der Bekämpfung von Krebs als das bekannte Beta-Carotin; sein Potential wird zur Zeit in verschiedenen Studien intensiv untersucht. Eines der höchsten natürlichen Vorkommen dieses Stoffes findet sich in der Goji-Beere.

2. *Wurde die DNA einer Zelle trotz dieses vielfachen Schutzes verletzt, treten die Mechaniker auf den Plan. Die DNA-Reparaturmechanismen sind extrem ausgefeilt und effizient. Verschiedene Enzyme lokalisieren die beschädigten Bereiche, trennen die defekten Teile heraus und ersetzen sie. Falls andererseits eine Zelle zu sehr geschädigt ist, setzt sie ein Selbstmordprogramm in Gang (Apoptose), wodurch die Zelle in winzige Teile zerbricht.*

Mit ihrem Schatz an Vitaminen, Mineralien und Spurenelementen kann die Goji-Beere die rund 50 verschiedenen enzymatischen Handwerker mit Coenzymen zur schnellen und präzisen Reparatur der verletzten DNA versorgen. Wie Tests gezeigt haben, regen die Polysaccharide in der Beere zudem irreparabel beschädigte Zellen zu einer vermehrten Selbstvernichtung (Apoptose) an[261].

3. *Ist eine Krebszelle entstanden – nach Meinung der Forscher ein alltägliches Ereignis –, kommt unser Immunsystem ins Spiel. Eine seiner wichtigsten Waffen im Kampf gegen Krebs sind die sogenannten natürlichen Killerzellen. Sie erkennen entartete Zellen, greifen sie mit enzymatischen Geschossen an und durchlöchern ihre Membran. Die leckgeschlagene Krebszelle fällt zu einem formlosen Haufen zusammen und stirbt ab. So schützt uns das Immunsystem nicht nur vor Infektionen, es stellt auch die letzte Verteidigungsfront gegen Krebs dar.*

Goji-Beeren stimulieren auf vielfältige Weise die Immunabwehr. Sie regen die Bildung von weißen Blutkörperchen an und verbessern deren Kommunikation untereinander. Dies schließt jene Immunzellen und Mechanismen mit ein, die an der Vernichtung von Krebszellen beteiligt sind. Näheres dazu im folgenden Kapitel.

Wir möchten hier einmal einfügen, dass wir immer wieder erstaunt sind über die schier unglaublichen Aktivitäten, die in jeder Sekunde in unserem Körper ablaufen, um ihn gesund und lebendig zu erhalten. Diese faszinierende Welt in unserem eigenen Innern gehört zweifellos zu den größten Entdeckungen des 20. Jahrhunderts. Die daraus gewonnenen Erkenntnisse allein sollten uns als Motivation ausreichen, die vielfältigen Prozesse und mannigfachen Helfer nicht zusätzlich zu belasten, sondern ihnen in Dankbarkeit für ihren unschätzbaren Dienst jede erdenkliche Unterstützung zukommen zu lassen.

Schauen wir uns nun einige klinische Studien und Labortests zum Thema Krebs und Goji-Beeren an.

Der bisher einzige Versuch mit Menschen wurde 1994 an der Second Military Medical University in Shanghai, China, durchgeführt. 79 Probanden mit fortgeschrittenem Krebs verschiedenster Arten nahmen an der Studie teil. Sie bekamen über einen gewissen Zeitraum eine spezielle Immunsubstanz, LAK/IL-2, verabreicht (siehe dazu die Fußnote auf Seite 38).

Ein Teil der Gruppe erhielt sowohl diese Substanz als auch Goji-Polysaccharide. Bei 16 % der Patienten, die das Immunpräparat bekamen, trat eine Besserung ein. Dieser Erfolg steigerte sich mit Zusatz des Goji-Extrakts um mehr als das Doppelte auf 40,9 %. Die Remission hielt bei den „Goji-Patienten“ zudem signifikant länger an. Die Wissenschaftler schlossen daraus, dass Lycium-barbarum-Polysaccharide als begleitendes Mittel bei der Krebstherapie Einsatz finden könnten [120].

Anmerkung: Die Behandlung mit LAK/IL-2 wird heute wegen zu starker Nebenwirkungen nur noch selten angewandt.

Etliche weitere Untersuchungen weisen deutlich auf eine Antitumor-Aktivität von Goji-Beeren hin. Wir wollen im Folgenden die wichtigsten zusammenfassen.

In dem ersten klinischen Experiment mit Mäusen konnte das Wachstum von soliden Tumoren bei zwei Krebsarten um 42 % verringert werden [186]. Studien an verschiedenen asiatischen Universitäten zeigten eine Verlangsamung des Wachstums von Leukämiezellen [143], Prostatakrebszellen [163] sowie auch Leberkrebszellen [129, 261] im Teströhrchen. Einige der leberschützenden Substanzen in der Goji-Beere (Cerebroside und Pyrrole) waren um das Zwei- bis Vierfache wirksamer als Mariendistel.

Der Angriff von dem zweithäufigsten freien Radikal (Hydrogen-Peroxid) auf die DNA der Hodenzellen männlicher Mäuse konnte mit Hilfe von Lycium-barbarum-Polysacchariden auf allen Ebenen blockiert werden [163]. Ein Extrakt aus den Früchten, Blättern und Stielen der Goji-Pflanze brachte die Vermehrung von Magenkrebszellen und Muttermundkrebszellen in Testkulturen fast völlig zum Stillstand (bis zu 88,4 % bzw. 95,8 %) [159]. Bei Mäusen mit Lewis-Lungenkrebs steigerten Goji-Polysaccharide die Wirksamkeit einer Strahlenbehandlung auf das Doppelte [189]. In der Praxis würde dies eine mögliche Herabsetzung der Strahlendosis bedeuten.

Ist die Goji-Beere also ein Mittel gegen Krebs? Zweifellos kann ihre ausgeprägte antioxidative Aktivität dem Entstehen von Krebs entgegenwirken und etliche Untersuchungen legen eine reale Möglichkeit für die Behandlung von Krebs nahe [84, 7, 32]. Doch sind noch sehr viel mehr Studien, insbesondere am Menschen, erforderlich, bevor präzise Aussagen zu einer möglichen Krebstherapie gemacht werden können.

Wer eine Krebserkrankung auf natürliche Weise angehen will oder nach einer biologischen Unterstützung bei einer konventionellen Krebsbehandlung sucht, dem möchten wir auf jeden Fall empfehlen, Goji-Beeren in sein Gesundheitsprogramm zu integrieren. Darüber hinaus gibt es eine Fülle von weiteren Maßnahmen, auf die wir im Rahmen dieses Buches nicht näher eingehen können.

Interessierten möchten wir unser Buch *Heilung aus der Ur-Natur*[73] empfehlen, in dem wir ein großes Kapitel den wichtigsten Informationen zur natürlichen Krebstherapie gewidmet haben.

Hoffnung fürs Herz

Im Jahre 1990 wurde an der University of California, USA, ein Test durchgeführt, der eine neue Erkenntnis bestätigen sollte: Nicht die Menge an Cholesterin führt zu Ablagerungen an den Arterienwänden, sondern der *Zustand* des Cholesterins.

Weiße Neuseeland-Kaninchen bekamen eine übliche Nahrung mit 0,33 % Cholesterin gefüttert. Bei einem Teil der Kaninchen wurde diese Diät jedoch leicht verändert: 5 % des einwandfreien Cholesterins wurden durch oxidiertes Cholesterin ersetzt. Nach zwölf Wochen wurden die Adern der Kaninchen auf Zeichen von Arteriosklerose untersucht. Das Resultat: Die Fütterung von winzigen Mengen an oxidiertem Cholesterin hatte zu starken Ablagerungen an den Arterienwänden geführt, während bei den übrigen Kaninchen die Adern fast unbeschadet geblieben waren[231]. Viele ähnliche Tests haben seither dieses Ergebnis bestätigt[230, 232].

Nun kann Fett nicht nur außerhalb des Körpers oxidieren. Der gleiche Prozess geschieht in unserem Blut durch den Angriff von freien Radikalen. Der Volksmund spricht von „gutem" HDL-Cholesterin und „schlechtem" LDL-Cholesterin (zum Merken: H für hochgelobt, L für liederlich).

LDL *(low density lipoproteins* [Lipoproteine niedriger Dichte]) und HDL *(high density lipoproteins* [Lipoproteine hoher Dichte]) bezeichnen unterschiedliche Transportvehikel, an die das Cholesterin gekoppelt wird. LDL transportieren Cholesterin zur Weiterverarbeitung zu den einzelnen Organen. HDL sind für den Abtransport von überschüssigem Cholesterin aus den Organen in die Leber verantwortlich. Beide Funktionen sind lebenswichtig. Wieso aber werden LDL dann als „schlecht" bezeichnet? LDL-Cholesterin ist in der Tat harmlos, solange es „frisch" bleibt.

Erst ein Elektronenraub durch freie Radikale lässt es „schlecht" werden. In diesem Zustand wird es Ox-LDL genannt und wirkt selbst als freies Radikal. Zellrezeptoren erkennen das modifizierte Cholesterin nicht mehr als nützlichen Stoff und lassen es nicht in die Zelle herein. Das abgewiesene Cholesterin sammelt sich im Blut an und dann diagnostiziert der Arzt erhöhte Cholesterinwerte.

Warum aber besitzt das beschädigte Cholesterin eine solche Affinität zu unseren Gefäßwänden? Tatsächlich wird es von ihnen herbeigerufen. Arteriosklerose beginnt mit Schäden an unseren Arterien. Ursachen für diese Verletzungen sind in erster Linie Bluthochdruck, Rauchen und erhöhte Blutzuckerwerte.

Cholesterin wird von den Zellen benutzt, um die entstandenen Wunden zu flicken. Kommt nun aber oxidiertes LDL-Cholesterin daher, wird ihm der Eintritt in die Zellen verwehrt. Es kann seine Aufgabe nicht erfüllen und setzt sich stattdessen zwischen den zerstörten Zellen ab. Wissenschaftler vermuten, dass das oxidierte Cholesterin auch selbst zu weiteren Verletzungen beitragen kann. Somit sind es zwei Bedingungen, die zu Arteriosklerose führen: oxidiertes Cholesterin und Verletzungen an den Aderwänden.

Nun könnten wir mit solchen Ablagerungen noch eine gute Weile überleben, auch wenn wir unter zunehmenden Durchblutungsstörungen leiden würden. Gefährlich wird es erst dann, wenn ein Blutpfropf eine verengte Arterie verstopft. Setzt sich ein solcher Thrombus in einer Herzkranzarterie fest, kann dies zum gefürchteten Herzinfarkt führen. Ein Verschluss der Hirngefäße kann einen Schlaganfall provozieren. Beides steht weltweit ganz oben auf der Liste der häufigsten Todesursachen.

Schauen wir uns nun an, wie die Goji-Beere in dieses Geschehen eingreifen kann:

Zunächst einmal schützt sie mit einer Reihe höchst wirksamer Substanzen Fette vor der Oxidation. Etliche Studien bezeugen diese Tatsache. So wurde 1988 bei einem Versuch in China 50 Versuchspersonen zwischen 64 und 80 Jahren zehn Tage lang 50 g

Goji-Beeren verabreicht. Anschließend wurde das Blut der Probanden analysiert. Tatsächlich war der Anteil an ranzigen Fetten (Lipid-Peroxiden) um 65 % gesunken [186]. Ein neuerer Test, in diesem Fall mit Goji-Polysacchariden, bestätigte diese Tendenz [162]. Weitere Studien aus China haben die Oxidation von Fetten in den Membranen roter Blutkörperchen, Leberzellen und den Eizellen von afrikanischen Fröschen untersucht. Auch hier konnte die Beere die Fette weitgehend vor der Oxidation schützen [164, 263, 222]. Bei einem dieser Versuche wurde die Wirkung der ganzen Beere mit verschiedenen ihrer Extrakte verglichen. Interessanterweise stellten sich die Auszüge als weniger effektiv heraus als das vollständige Paket an Nähr- und Wirkstoffen in der ganzen Beere.

Neben dem Schutz des Cholesterins kann die Goji-Beere dabei helfen, Verletzungen an den Aderwänden zu verringern. Bluthochdruck ist einer der Hauptgründe für solche Verletzungen. Hierbei sind Sauerstoffradikale die Übeltäter, die Wunden in die Arterienwände schlagen. 1998 wurde in einer Studie an der Beijing-Universität in China die Wirkung von Polysacchariden auf den Blutdruck untersucht. Die Zuckermoleküle waren in der Lage, bei Versuchstieren den systolischen Blutdruck um 23 % und den diastolischen um 21 % zu senken. Ein Ergebnis, das sich manch ein von Bluthochdruck geplagter Mensch nur wünschen kann! Die Forscher nahmen an, dass die Goji-Polysaccharide die Blutgefäße entspannten und damit erweiterten [168].

Auch zur Stabilisierung des Blutzuckers, einem weiteren Hauptfaktor für Wunden an unseren Aderwänden, kann die Goji-Beere Wichtiges leisten. Dazu möchten wir auf das Kapitel „Für Diabetiker mehr als geeignet“ verweisen.

Ob unsere Aderwände durch Verletzungen oder auch durch Bakterien entzündet sind, wird heute zunehmend mit dem sogenannten CRP-Test (Bestimmung des C[apsel]-reaktiven Proteins) gemessen. Ausgedehnte Studien in Deutschland haben die Rolle eines bestimmten Carotinoids namens Beta-Cryptoxanthin zur Senkung dieses Entzündungs-Markers untersucht. Die Versuchsteilnehmer verzehrten vier Wochen lang acht Portionen Früchte und Gemüse, die einen besonders hohen Gehalt an diesem Carotinoid aufwiesen. Diese Ernährungsweise führte zu einer dramatischen Abnahme von 78,3 % des C-reaktiven Proteins[244]. Eine besonders reichhaltige Quelle an dem wünschenswerten Beta-Cryptoxanthin steckt in der Goji-Beere. Tatsächlich enthält sie einen der höchsten Anteile unter allen Nahrungsmitteln.

Auch zur Verflüssigung unseres Blutes kann die Goji-Beere offenbar einen Beitrag leisten. In der kleinen roten Frucht wurde ein Stoff gefunden, der die Verklebung von Blutplättchen vermindert und damit der Bildung von Thromben vorbeugt. Dieser Stoff, der sich auch in Schokolade und Paprika versteckt, kann offenbar die Bildung von Zellklebstoff (P-Selektin) verlangsamen und damit unser Blut in Fluss halten[211]. Hier fanden wir bei unseren Recherchen übrigens die einzige mögliche Interaktion mit Medikamenten: Wer ein Blutverdünnungsmittel einnimmt, sollte sich besser mit seinem Arzt absprechen, bevor er regelmäßig größere Mengen an Goji-Beeren verzehrt[179].

Um die herzfreundlichen Eigenschaften der Goji-Beere abzurunden, wollen wir auch hier noch einmal die Rolle von Vitaminen und Mineralstoffen betonen. Wir wissen schon, wie sehr sie am Schutz vor Oxidation beteiligt sind. Darüber hinaus besitzen einige dieser Vitalstoffe ganz spezifische herzschützende Eigenschaften. Hierzu gehören Kalium[130, 140, 212, 197, 223], Magnesium[187, 206, 172, 109] und Chrom[205, 141, 107, 200, 210, 225, 219, 209] sowie Vitamin B_3. Sie sind an der Senkung des Blutdrucks, der Stabilisierung des Blutzuckers und vieler anderer herzfreundlicher Wirkungen beteiligt. Vitamin B_3 ist eine der wenigen Substanzen, welche die Werte des „guten" HDL-Cholesterins im Blut steigern kann. Bei einem Versuch in Amsterdam konnte allein dieses Vitamin das Risiko für einen Herzinfarkt um 27 % senken. Viele weitere Studien bestätigen diesen Schutzfaktor[115, 114].

So ist der „rote Diamant" wie kaum ein anderes Mittel in der Lage, zu einem Rundumschutz unseres Herzens beizutragen – ein Grund mehr, ihn täglich zu genießen.

Antrieb und Nachschub für die Immuntruppen

Unser Immunsystem ist neben dem Antioxidationssystem der zweite große Schutzmechanismus, der unseren Körper vor der Vernichtung durch unsichtbare Angreifer bewahrt. Jede fünfte Zelle in unserem Organismus ist am Funktionieren dieses hochkomplexen Abwehrsystems beteiligt. Wissenschaftler haben berechnet, dass wir ohne seine lebenswichtige Arbeit innerhalb von vier Stunden sterben würden.

Das Immunsystem schützt uns vor lebenden Mikroorganismen – Bakterien, Viren und Parasiten –, die sich in unserem Körper einnisten wollen. Tagtäglich attackieren Millionen und Abermillionen dieser Eindringlinge unseren Organismus. Doch nicht nur äußere Angreifer, auch innere Feinde, die das große harmonische Zusammenspiel des Körpers stören, die ihre Aufgaben nicht mehr erfüllen und rücksichtslos nur noch an dem eigenen Wachstum und der egoistischen Ausbreitung orientiert sind, werden aufs Korn genommen und zerstört, bevor sie die ganze „Nation" zugrunde richten können.

Ähnlich einer funktionstüchtigen Militäreinrichtung besteht unser Abwehrsystem aus strategisch angelegten Stützpunkten, speziellen Transportwegen und einem ausgeklügelten Nachrichtensystem. Wir finden Ausbildungsstätten, Abfang- und Vernichtungslager sowie diverse mobile Kampfeinheiten (weiße Blutkörperchen), die mit der stolzen Zahl von etlichen Billionen Mitgliedern aufwarten.

Um die Rolle der Goji-Beere bei der Immunabwehr besser verstehen und schätzen zu können, wollen wir zunächst den Immuntruppen ein wenig bei der Arbeit zuschauen.

Hat ein Feind die äußeren, mit chemischen und mechanischen Fallen bestückten Schutzwälle von Haut und Schleimhäuten überwunden, stößt er zunächst auf die sogenannten Fresszellen (Phagozyten), auf Schnelligkeit trainierte Kämpfer, die im Gewebe bereitstehen. Sie stürzen sich auf alle fremden Eindringlinge, umschlingen sie mit ihrem ganzen Körper und verdauen sie mit

Hilfe von Enzymen. Die Großfresser (Makrophagen) unter ihnen besitzen bis zu 100 Mägen, die vollgepackt sind mit Verdauungsenzymen – für jede Gelegenheit eine passende Sorte. Sie brauchen diese Vielfalt, da sie nicht nur Mikroben töten, sondern auch Schlacken, Zellabfälle sowie anderes unbrauchbar gewordenes Material verschlingen und dieses enzymatisch auflösen. Besonders viele der nützlichen Allesfresser befinden sich in der Leber und den Abfang- und Vernichtungslagern entlang der Lymphbahnen.

Auch unser Blut ist mit Fresszellen bestückt, und zwar einer kleineren Art (neutrophile Granulozyten), die sich auf die Bekämpfung von Bakterien spezialisiert haben. Frei schwimmende Viren und Pilze gehören ebenfalls zu ihrer Kost.

Während die verschiedenen Fresszellen an der vordersten Kampflinie die Stellung halten und so viele Feinde wie möglich abfangen und vernichten, rufen sie weitere Verstärkung herbei. Damit treten die Elite-Einheiten der Immunabwehr in Aktion. Ihre Mitglieder, sogenannte T- und B-Lymphozyten, haben eine Spezialausbildung durchlaufen und können sich auf Millionen unterschiedliche Feinde ganz spezifisch einstellen.

Das Trainingslager der T-Zellen ist besonders gut erforscht. Es ist die kleine, hinter dem Brustbein liegende Thymusdrüse* – daher das „T" in ihrem Namen. Nach ihrer Geburt im Knochenmark erhalten die T-Zellen hier ihre Ausbildung.

T-Helferzellen dienen beispielsweise als Fahnder und Informanten. Viele Menschen erfuhren erst durch das Auftreten von AIDS von der Existenz dieser willigen Helfer. Sie sind das Hauptziel der AIDS-Viren und ihre Vernichtung hat verheerende Folgen. Die T-Helferzellen erkunden nämlich, welche Art von feindlichen Erregern von den eingangs beschriebenen Frontkämpfern, den

* Bereits in unserem Buch über Reiki[75], das wir im Jahre 1985 schrieben, berichteten wir von einer einfachen Technik, um die Funktion der Thymusdrüse zu stimulieren: Diese einfache, aber effektvolle Maßnahme besteht darin, mit den Fingern oder der lockeren Faust das Brustbein mehrmals täglich rhythmisch zu beklopfen. Viele Menschen können das „Aufwecken" ihrer Thymusdrüse regelrecht spüren.

Fresszellen, eingefangen wurden. Dann alarmieren sie die Superelite-Einheit unseres Abwehrsystems, die sogenannten B-Zellen.

Diese außergewöhnlich kreativen Mitglieder der Immuntruppen können 100 Millionen verschiedene Antikörper herstellen, welche die eingedrungenen Erreger einfangen und inaktivieren. Durch die Nachricht der Helferzellen stimuliert, verwandeln sie sich innerhalb von fünf Tagen in regelrechte Antikörperfabriken und ergießen pro Sekunde 2000 genau auf den Feind zugeschnittene Antikörper in Lymphe und Blut. Diese stürzen sich auf die Eindringlinge und binden sie quasi mit Handschellen an sich, so dass sie keinen Schaden mehr anrichten können. Nachdem die Feinde auf diese Weise eingefangen und inaktiviert sind, treten noch einmal die ewig hungrigen Fresszellen in Aktion. Sie verschlingen den gesamten Komplex und die Fänger gehen zusammen mit ihren Gefangenen in den Tod.

Nun haben einige Krankheitserreger Tricks entwickelt, um dieser ausgeklügelten Immunabwehr zu entgehen. So verbergen sich beispielsweise Viren im Innern von Körperzellen. Glücklicherweise ist unser Immunsystem auch auf eine solche Invasion vorbereitet. Sogenannte natürliche Killerzellen sind darauf spezialisiert, Zellen aufzuspüren und zu vernichten, in denen sich Erreger eingenistet haben. Sie greifen mit enzymatischen Geschossen an und durchlöchern die Zellmembran. Die leckgeschlagene Zelle stirbt und mit ihr das Virus.

Natürliche Killerzellen helfen dem Körper auch im Kampf gegen Krebs. Bei ihrer Entartung bilden Krebszellen veränderte Erkennungszeichen auf ihrer Oberfläche aus, die von den Rezeptoren der Killerzellen erkannt werden. Sie greifen die Krebszellen wie oben beschrieben an und zerstören sie.

Nicht vergessen wollen wir die Rolle chemischer Botenstoffe, der sogenannten Zytokine, die bei diesem vielfältigen Geschehen Signale übermitteln und die Kommunikation aufrechterhalten.

So weit eine kurze, stark vereinfachte Darstellung der komplexen Vorgänge in unserem Immunsystem. Unsere Leser mögen uns die militärische Bildersprache verzeihen. Sie wurde nicht aus einer persönlichen Neigung benutzt, sondern weil sie das Geschehen am deutlichsten vor Augen führt.

Kehren wir zur Goji-Beere zurück. Wie wir sehen werden, kann sie den Immuntruppen auf breiter Basis unter die Arme greifen. Eine der ersten chinesischen Studien aus den Jahren 1982 bis 1985, durchgeführt am Ningxia Medical College, berichtetete bereits von einem bemerkenswerten Anstieg der Immuntruppen (weißer Blutkörperchen), einer schnelleren Transformation von B-Zellen in Antikörperfabriken und einer größeren Vernichtungskraft durch Fresszellen (Phagozytose) bei dem Verzehr von Goji-Beeren [186].

Die Staatliche Wissenschaftliche und Technologische Kommission von China untermauerte 1988 in einem Bericht diese Ergebnisse. Bei einem Test hatten 50 Personen zehn Tage lang 50 g Goji-Beeren zu sich genommen. Dies führte zu einem Anstieg weißer Blutkörperchen um 700 Punkte und einer Steigerung der Transformationsrate von B-Zellen um 10 %. Die Ausschüttung von einem der häufigsten Antikörper, Immunglobulin A (IgA), machte sogar einen Riesensprung von 75 %.

Wie aber bringt die Goji-Beere eine solche Immunsteigerung zustande bzw. welche Stoffe sind daran beteiligt?

Da sind zunächst die viel zitierten Polysaccharide zu nennen. Nach ihrer Entdeckung in den Jahren 1994 und 1998 wurde auch das immunologische Potential dieser Zuckermoleküle untersucht und die Forscher kamen zu ähnlichen Ergebnissen wie die früheren Studien mit der ganzen Beere [136, 142].

Spätere Tests mit Goji-Polysacchariden nahmen die Aktivität von Botenstoffen unter die Lupe. Besonders interessant war die vermehrte Produktion von Interleukin-2 [134, 144]. Dieser Botenstoff treibt die natürlichen Killerzellen zu größerer Aktivität an und gibt ihnen den klaren Auftrag: „Suchen und zerstören“. Die scharfgemachten Killer werden nun besonders agil beim Aufspüren von mutierten Zellen oder solchen, die einen viralen Feind in sich bergen.

Laut einem Bericht im *International Journal of Cancer* konnten höhere Werte an natürlichen Killerzellen in Mäusen das Wachstum von Metastasen um das Siebenfache verhindern [147]. Etliche weitere klinische Studien zeigten, dass bei Menschen mit einer erhöhten Killerzellen-Aktivität das Risiko der Streuung und Neubildung von Tumoren nach einer Operation beträchtlich abnimmt [234, 177].

Heute wird viel mit gentechnisch hergestelltem Interleukin-2 geforscht, doch zeigt dieser künstlich produzierte Botenstoff starke Nebenwirkungen. So ist die Anregung zur körpereigenen Herstellung von Interleukin-2 zweifellos die beste und natürlichste Methode, um das Potential dieses Antreibers zur Krebsbekämpfung zu nutzen.

Neben den Goji-Polysacchariden sind auch Carotinoide an der Immunsteigerung maßgeblich beteiligt. Während der letzten fünf Jahre haben deutsche Forscher im Auftrag der Regierung eine Anzahl von Carotinoiden identifiziert, welche die Immunabwehr stimulieren können, ohne Entzündungen hervorzurufen. Dies ist besonders wichtig für Menschen mit Arthritis. Der absolute Meister in dieser Kunst ist Beta-Cryptoxanthin, aber auch andere Carotinoide wie Alpha-Carotin und Lutein sind beteiligt. Als eine der reichsten Quellen an Carotinoiden trägt die Goji–Beere auch auf diese Weise zur Steigerung der Immunabwehr bei [243].

L-Arginin, eine halbessentielle Aminosäure, scheint ein weiterer immunsteigernder Stoff in der Goji-Beere zu sein. Eine große Anzahl an Untersuchungen zeigt die positive Wirkung dieses Eiweißbausteins auf die Immunität [116, 169]. So wurde 1999 bei einem Test in China untersucht, ob L-Arginin Menschen mit starken Brandverletzungen helfen könnte. Die Gabe von 15 g dieser Aminosäure führte tatsächlich zu einem bemerkenswerten Anstieg der Interleukin-2-Produktion und der Aktivität natürlicher Killerzellen [122].

An der Shanghai-Universität wurde L-Arginin zusammen mit Glutamin, einer weiteren Aminosäure, als Zusatz zu künstlicher Ernährung getestet. 48 Patienten mit Krebs im Magen-Darm-Bereich bekamen bei einem acht Tage dauernden Versuch erhöhte Dosen an diesen beiden Aminosäuren verabreicht. Als Resultat schnellte die Anzahl aller Immunzellen einschließlich der T-Helferzellen und natürlichen Killerzellen in die Höhe. Gleichzeitig nahm das C-reaktive Protein ab, jener Marker für Entzündungen, von dem wir im vorigen Kapitel bereits berichtet haben [247].

Zu guter Letzt sind eine Reihe von Mineralstoffen für eine effektive Immunabwehr unerlässlich.

Wie bei menschlichen Armeen führt die Arbeit der Immuntruppen zu hohen Verlusten. Damit ihre Abwehr bei den Millionen von Angreifern nicht ins Hintertreffen gerät, werden ständig neue Immunzellen im Knochenmark gebildet. Pro Minute müssen allein 80 Millionen Bakterienfresser nachgeliefert werden. Dabei werden große Mengen an Zink, Kupfer und Eisen verbraucht. Ein Mangel an Eisen führt auch zu einer schnellen Abnahme der Großfresser. Diese brauchen zudem Mangan für ihre Herstellung.

Auch die Produktion von Antikörpern kann sich sehen lassen. Bis zu einer Milliarde von ihnen finden sich in einem einzigen Tropfen Blut. Bei einer solchen Massenherstellung taucht wiederum Zink als das wichtigste Spurenelement auf, gefolgt von Magnesium, Selen und Mangan. Eisen darf ebenfalls nicht fehlen, sonst schrumpfen die B-Zellen und mit ihnen die Zahl der Antikörper.

Im Ausbildungslager der T-Zellen, unserer Thymusdrüse, werden ebenfalls Spurenelemente gebraucht – allen voran Zink. Mangelt es an diesem Element, schrumpft die gesamte Drüse, ihre Arbeit verliert an Effektivität und sie kann nicht mehr genügend T-Zellen ausbilden.

So stellt Zink wohl das Immun-Element Nummer eins dar. Eine Studie aus den USA bestätigt seine herausragende Rolle bei der Immunabwehr. Die Dauer und Stärke von Erkältungen konnte allein mit Zinkgaben deutlich reduziert werden, wenn sie innerhalb von 24 Stunden nach Auftreten der Symptome verabreicht wurden [166].

Glücklicherweise sind alle erwähnten Spurenelemente in reichem Maße in der Goji-Beere vertreten. Ergänzt durch Goji-Polysaccharide, L-Arginin und Glutamin liefert die Beere eine ideale Powernahrung zur Versorgung und Stärkung der Immuntruppen. Einige über Nacht eingeweichte Sonnenblumenkerne oder Leinsamen möchten wir als Ergänzung empfehlen.

Eine coole Beere gegen Arthritis und Entzündungen

In der Traditionellen Chinesischen Medizin gilt die Goji-Beere als „kühlend“. Entzündungen sind hingegen ein „heißes“ Geschehen. So werden die Beeren seit Jahrhunderten oder gar Jahrtausenden zur Senkung von Fieber und anderen entzündlichen Geschehen verwandt. Bis heute sind sie ein wichtiger Bestandteil vieler entzündungshemmender Kräuterrezepturen und werden als solche auch zur Behandlung von Arthritis eingesetzt – mit bemerkenswerten Erfolgen.

Ähnlich wie Krebs und Herzerkrankungen nehmen die entzündlichen Gelenkerkrankungen in unserer Zeit rapide zu. Bei dem schmerzhaften chronischen Entzündungsprozess werden Knochen und Knorpel fortschreitend abgebaut und die Bewegungsfreiheit immer mehr eingeschränkt.

Zwei Hauptarten der Gelenkerkrankungen werden unterschieden. Die *Arthrose* entsteht im Alter durch Abnutzung der Knorpel in den Gelenken. Die Knochen reiben schließlich aneinander und die Reibung kann eine Entzündung hervorrufen. Die Ursachen der *rheumatoiden Arthritis* gelten dagegen als nicht völlig geklärt. Erbliche Veranlagung und Autoimmunreaktionen werden ebenso diskutiert wie auch ein Befall durch bestimmte Krankheitserreger. Frauen sind dreimal häufiger davon betroffen als Männer und die Entzündung tritt verstärkt erstmals während der Wechseljahre auf. Bei Männern sind vor allem Raucher oder ehemalige Raucher betroffen. Doch macht die schleichende Gelenkerkrankung heute selbst vor Kindern nicht mehr halt.

Heilpraktiker und Naturheilkundler weisen in diesem Zusammenhang oft auf die Rolle falscher Ernährung hin. Wird unser Körper durch zu viel Weißmehlprodukte, Zucker, Michprodukte und Fleisch übersäuert, kommt es zur Bildung von Säurekristallen, die sich mit Vorliebe in den Gelenken festsetzen. Hierbei ist interessant, dass Frauen mit jeder Menstruation auch überschüssige Säuren aus dem Körper ausscheiden. Bleibt die Periode mit Eintritt der Wechseljahre aus, fällt diese natürliche Entsäuerung weg und die Ablagerungen nehmen zu.

Die Kristalle sorgen nun bei jeder Bewegung für eine Reibung und damit für eine Zerstörung von Zellgewebe. An diesem Punkt kommt unser Immunsystem mit ins Spiel. Fresszellen versuchen, die zermahlenen Gewebsreste fortzuschaffen. Ähnlich wie bei einem Befall mit Krankheitserregern erweitern sich die Blutgefäße, so dass mehr Immuntruppen zum Ort des Geschehens vordringen können. Als Folge davon schwillt die Umgebung des Gelenkes an, wird rot und warm.

Ein solches Entzündungsgeschehen ist an und für sich eine gesunde Sache. Setzt sich die Reaktion jedoch allzu lange fort, kann sie selbst Zellgewebe zerstören. Wir sprechen dann von einer Autoimmunreaktion. Schauen wir uns einmal an, wie es dazu kommen kann.

Wenn Fresszellen in Aktion treten, arbeiten sie nicht nur mit Verdauungsenzymen, um verschlungene Krankheitserreger, Zelltrümmer und andere Abfälle aufzulösen. Sie „atmen" gleichzeitig eine bis um das Fünfzigfache erhöhte Sauerstoffmenge als üblich ein und erzeugen daraus aggressive freie Radikale, die sie zur Vernichtung insbesondere der Mikroorganismen in ihrem Bauch einsetzen. Nun wird ein guter Teil dieser Elektronenräuber auch in die äußere Umgebung verstreut. Dies mag sogar absichtlich geschehen, um eventuelle Feinde zu schwächen. Auch beim Tod und Zerfall ausgedienter Fresszellen können freie Radikale freigesetzt werden. Jedenfalls machen sich die aggressiven Moleküle sofort auf die Elektronenjagd und greifen umliegende Gewebe sowie auch Immunzellen in ihrer Nähe an.

Die verletzten Immunkörper und Gewebezellen werden nun vom Immunsystem als unbrauchbar oder schädlich eingestuft. Botenstoffe rufen weitere Fresszellen herbei und ein Teufelskreis beginnt, bei dem die Entzündungsreaktion sich quasi selbst füttert.

Moderne Medikamente setzen häufig bei einer Hemmung der Botenstoffe an, um den Kreislauf zu durchbrechen. Doch können wir schon auf einer früheren Ebene in das Geschehen eingreifen, und zwar auf ganz natürliche Weise. In unzähligen Studien konnte eine entzündungshemmende Wirkung von Antioxidantien nachgewiesen werden. Ohne die wichtigen Aufräumarbeiten der Fresszellen zu unterdrücken, können Radikalenfänger die von diesen Immunzellen verstreuten Elektronen deaktivieren und so eine weitere Schädigung von Gewebe und Immunzellen unterbinden.

Unter den körpereigenen Radikalenfängern scheint Superoxiddismutase (SOD), jener Meisterfänger, der sich des besonders häufigen Superoxid-Radikals annimmt, unerlässlich zu sein, um Entzündungen in Schach zu halten. Bei akuten wie auch chronischen Entzündungsprozessen entsteht jedoch so viel Superoxid, dass die Fänger oft nicht mehr mithalten können. So kamen einige Pharmaunternehmen auf die Idee, einen entsprechenden Fänger selbst herzustellen und zur Entlastung einzusetzen. Wissenschaftler in Italien führten in Zusammenarbeit mit der Universität von Messina Versuche mit Substanzen durch, welche die Aktivität von SOD nachahmen. Tatsächlich waren diese Moleküle bei einem Tierversuch in der Lage, die Erosion von Knorpeln und Knochen bei Arthritis sowie auch die chronische Entzündung beträchtlich zu reduzieren.

Hierzu wurde eine Anzahl von mit Arthritis geplagten Ratten täglich mit dem SOD-Nachahmer behandelt. Das Resultat: Die Entzündungen nahmen bis zu 56 % ab und die Gelenkerosion ging um mindestens 70 % zurück. Besonders interessant war, dass gleichzeitig die entzündungsfördernden Botenstoffe (TNF-alpha und IL-1) auf die Werte von gesunden Ratten absanken. Ein deutliches Zeichen dafür, dass der Teufelskreis durchbrochen war[224].

Nun ist es natürlich sehr viel sinnvoller, die körpereigenen SOD-Truppen zu stärken. Wir haben schon gehört, dass die Goji-Beere hierzu ein besonderes Talent besitzt.

Selbstverständlich können auch von außen zugeführte Radikalenfänger dabei helfen, Entzündungen in Schach zu halten bzw. sie von vornherein zu verhindern. Dazu sind bestimmte Carotinoide offenbar besonders gut geeignet. Es ist seit langem bekannt, dass diese Stoffe eine schützende Wirkung im Hinblick auf Herz-Kreislauf- und Krebserkrankungen haben.

Nun fragte sich ein Forscherteam an der Universität von Manchester, ob dies auch bei der rheumatoiden Arthritis der Fall sein könnte. Sie machten sich daran, eine bevölkerungsbasierte Studie auszuwerten, in der mehr als 25.000 Personen zu ihren Ernährungsgewohnheiten befragt worden waren. 88 der Teilnehmer erkrankten im Studienverlauf, der sich von 1993 bis 2001 erstreckte, an einer entzündlichen Arthritis. Ihre tägliche Aufnahme von Carotinoiden wurde mit der von 176 gesunden Personen verglichen. Die an Rheuma erkrankten Teilnehmer der Studie hatten tatsächlich weniger Carotinoide mit ihrer täglichen Nahrung zu sich genommen als die Kontrollpersonen – und zwar 40 % weniger Beta-Cryptoxanthin und 20 % weniger Zeaxanthin. Nach Durchführung weiterer vergleichender Untersuchungen zeigte sich schließlich, dass insbesondere die Aufnahme von Beta-Cryptoxanthin das Risiko, an einer rheumatoiden Arthritis zu erkranken, deutlich vermindern kann. Die Forscher empfahlen ein Glas Orangensaft zur Abdeckung des täglichen Bedarfs[213]. Doch mit einer Handvoll Goji-Beeren sind wir noch viel reichlicher mit beiden Carotinoiden versorgt.

Für Diabetiker mehr als geeignet

Diabetes mellitus, die sogenannte „Zuckerkrankheit“, war bereits in der Antike bekannt, doch erst in unserer Zeit ist diese Erkrankung zu einer rapide zunehmenden Bedrohung der Volksgesundheit avanciert. In Deutschland sind derzeit fünf bis zehn Millionen

Menschen von Diabetes betroffen. Die drastische Steigerung wird mit unseren veränderten Ess- und Lebensgewohnheiten in Verbindung gebracht.

Es gibt zwei Hauptformen von *Diabetes mellitus,* den sogenannten Jugenddiabetes vom Typ I und den Altersdiabetes vom Typ II. Früher dachten die Ärzte, dass beide Arten auf eine mangelnde Insulinproduktion zurückzuführen seien. Erst seit neuerer Zeit weiß man, dass dies nur beim Typ I der Fall ist. Die meisten Patienten mit Diabetes vom Typ II, an dem 90 bis 95 % aller Diabetiker leiden, weisen eine normale Insulinproduktion auf. Ihr Problem ist eine sogenannte Insulinresistenz.

Insulin ist das wichtigste Hormon bei der Resorption, Nutzung und Lagerung von Nährstoffen in den Zellen, insbesondere der Glukose. Insulinrezeptoren an den Zellen werden durch Insulin aktiviert. Das Hormon sorgt dafür, dass die Zellen ihre Schleusen für den Zucker öffnen, und beschleunigt zudem die Verwertung der Nährstoffe. Funktioniert dieser Prozess nur mangelhaft, wie bei der Insulinresistenz, sammelt sich zu viel Glukose im Blut an und wir sprechen von einer Überzuckerung. Ein Teil des Blutzuckers wird mit großen Mengen Wasser über den Harn ausgeschieden, wodurch der Urin eines Diabetikers süß schmeckt *(mellitus* = griech. für „honigsüß"), ähnlich dem eines „brünstigen Elefanten", wie es in den überlieferten Schriften des Ayurveda heißt. Der Begriff wurde von dem deutschen Internisten Johann Peter Frank (1745–1821) geprägt. Er war es auch, der den Ärzten die in seiner Zeit übliche „Urinverkostung" zur Feststellung von erhöhtem Harnzucker ersparte. Anstelle der Kostprobe entwickelte er zur großen Erleichterung der Ärzte einen Hefegärungstest.

Nun sorgt Insulin nicht nur für die Resorption von Glukose, auch überschüssige Fette werden mit seiner Hilfe aus dem Blut in das Fettgewebe geschleust. So ist in schweren Fällen von Diabetes auch die Nutzung von Fett gestört.

Um die Zellresistenz gegenüber dem Insulin auszugleichen, stellt die Bauchspeicheldrüse über viele Jahre hinweg übergroße Mengen an Insulin her. Damit gelingt es dem Körper zunächst, den Blutzuckerspiegel im Normalbereich zu halten. Früher oder später reicht die hohe Insulinausschüttung jedoch nicht mehr aus: Der Blutzuckerspiegel bleibt ständig erhöht. Die Bauchspeicheldrüse versucht weiterhin ihr Bestes zu geben, irgendwann jedoch ist sie derart erschöpft, dass ein Teil ihrer Zellen zugrunde geht und sie immer weniger eigenes Insulin produziert. Hat der Diabetiker vom Typ II diesen Punkt erreicht, muss er sich das lebenswichtige Hormon Insulin von außen zuführen.

Diabetiker haben oft eine um viele Jahre geringere Lebenserwartung gegenüber Nicht-Diabetikern. 80 % aller Betroffenen versterben frühzeitig an Herzinfarkt oder Schlaganfall. Wie aber kommt es dazu?

Tatsächlich kommt es durch den erhöhten Zuckerspiegel im Blut zu derart verheerenden Folgen. Die Beobachtung, dass Diabetiker sehr viel schneller altern, führte zur Erforschung und neuen Erkenntnissen über die Rolle des Zuckers beim Alterungsprozess. Glukose (Traubenzucker) kann mit bestimmten Eiweißmolekülen eine ungesunde chemische Verbindung eingehen, die zu einer „Verzuckerung“ oder „Karamellisierung“ der Proteine führt (AGEs = „Advanced Glycation Endproducts“). Wir haben im Kapitel über die freien Radikalen bereits davon gehört. Die betroffenen Proteine werden nutzlos, sie verkleben Zellen und Gewebe und führen zu Verdickungen und Verhärtungen der Kapillar- und Blutgefäßwände. Eine Reihe von schweren Folgeerkrankungen, einschließlich Erblindung, Nierenversagen, Herz-Kreislauf-Beschwerden, Nervenschäden und vermutlich auch Alzheimer sind das Resultat.

Doch gibt es glücklicherweise auch eine gute Nachricht. Die Folgeerscheinungen von Diabetes können in einem erstaunlichen Maß durch eine entsprechende Ernährung und Lebensweise kontrolliert werden. In verschiedenen Untersuchungen übertrafen diese Maßnahmen sogar die Einnahme von blutzuckersenkenden Arzneimitteln.

Unter den Nährstoffen scheinen bestimmte Spurenelemente eine herausragende Rolle zu spielen. Dazu gehören in erster Linie Chrom und Magnesium. Die essentielle Rolle von Chrom bei der Regulierung des Blutzuckerspiegels war in der Tiermedizin schon seit den 1950er-Jahren bekannt. Dass Chrom auch bei Menschen erfolgreich eingesetzt werden kann, wurde erst 20 Jahre später durch Zufall entdeckt. Einige Krankenhauspatienten, die über Monate hinweg intravenös ernährt wurden, zeigten plötzlich Symptome eines Diabetes – einen gestörten Glukose-Stoffwechsel, Müdigkeit, Gereiztheit und Nervosität. Die Ärzte begannen eine Insulintherapie, jedoch mit beschränktem Erfolg. Schließlich überprüften sie, ob Chrom in der Nährstofflösung fehlte, und landeten damit einen Treffer. Nachdem dieses Element hinzugefügt wurde, kam es schnell zu einer Besserung. Das Insulin konnte abgesetzt werden, der Blutzuckerspiegel kehrte in den Normalzustand zurück, und die Symptome verschwanden.

Die Erklärung ist einfach: Wissenschaftler haben entdeckt, dass Chrom eng mit Insulin beim Einbau und der Nutzung von Glukose und anderen Nährstoffen zusammenarbeitet, und vermuten, dass das Spurenelement auch noch weitere Aktivitäten des Insulins unterstützt. Ohne Chrom fällt es dem Körper schwer, Zucker aus dem Blut in die Zellen zu transportieren, wo er als Brennstoff zur Energiegewinnung dienen kann.

Kalifornische Sandratten bestätigten auf ihre Weise den engen Zusammenhang zwischen Chrom und Diabetes. Biologen, die das Verhalten der Tiere in der kalifornischen Wüste studierten, rätselten seit langem, warum sie ihre Höhlen in der Nähe von Salzbüschen bauten. Schließlich fingen sie einige Tiere ein und fütterten sie mit der typischen Nutztier-Nahrung. Es dauerte nicht lange, da entwickelten die Ratten alle Anzeichen eines Diabetes. Diese Symptome wurden erfolgreich mit Chrom behandelt, bevor die Tiere in ihre Heimat zurückkehren durften. Nun wurden die Salzbüsche unter die Lupe genommen und auf einen eventuellen Chromgehalt untersucht. Die Forscher wurden fündig. Da die Nahrung der Ratten in der kargen Wüste offensichtlich zu wenig

Chrom enthielt, holten sie sich die fehlende Ration von den Salzbüschen.

Unserer westlichen Ernährung mangelt es deutlich an diesem wichtigen Spurenelement, das zudem noch schwer zu resorbieren ist. Verarbeitete Lebensmittel weisen fast gar kein Chrom mehr auf. So haben die Einwohner der Industrienationen denn auch nur etwa halb so viel Chrom im Körper wie Völker, die wenig oder keine Fertignahrung zu sich nehmen. Bei Diabetikern ist dieser Wert noch sehr viel geringer, wie Analysen von Haaren und Geweben zeigen [15]. Wissenschaftler empfehlen eine Tagesdosis von 50–200 Mikrogramm. Mit der heutigen Ernährung werden jedoch nur 25–30 Mikrogramm aufgenommen. Leider wird der Chrommangel im Körper durch den Verzehr von raffiniertem Zucker noch verstärkt. Sein Genuss führt zu einer erhöhten Ausscheidung von Chrom über den Urin.

Eine der bekanntesten Studien, die den Zusammenhang zwischen Chrom und Blutzucker aufzeigt, wurde 1997 durchgeführt. 180 Versuchsteilnehmer erhielten entweder ein Chrompräparat oder ein Placebo. Nach vier Monaten zeigten die mit Chrom versorgten Probanden nicht nur bedeutend niedrigere Nüchtern-Blutzuckerwerte, auch die Insulinwerte hatten abgenommen – ein Zeichen dafür, dass die Bauchspeicheldrüse ihre Überproduktion reduzieren konnte [107].

Dr. Francine Kaufmann, ehemalige Direktorin der *American Diabetes Association,* kommt zu dem folgenden Schluss: „Es gibt eine starke wissenschaftliche Evidenz, die darauf hinweist, dass die Zugabe von Chrom-Picolinat die Insulinsensitivität, Blutzuckerkontrolle und Herz-Kreislauf-Risikofaktoren bei Erwachsenen mit Diabetes vom Typ II verbessern kann.“ Mit Insulinsensitivität ist die Bereitschaft der Zellen gemeint, Insulin hereinzulassen.

Diese Insulinsensitivität kann offenbar auch durch Magnesium gesteigert werden, wie verschiedene wissenschaftliche Untersuchungen zeigen. Hierzu sind Magnesiumpräparate [133] ebenso geeignet wie magnesiumreiche Kost. Drei große bevölkerungsweite Studien in den USA zeigen ein um durchschnittlich 30 % vermindertes Diabetes-Risiko bei Menschen, die sich ausreichend Magnesium mit der Nahrung zuführen.

Wenden wir uns nun den Goji-Beeren zu. Zunächst dürfte es Diabetiker interessieren, dass die Beere einen sehr niedrigen glykämischen Wert hat. Der sogenannte glykämische Index zeigt den Blutzuckeranstieg nach dem Verzehr von kohlenhydrathaltigen Lebensmitteln im Vergleich zur Glukose (Traubenzucker) an. Manche Kohlenhydrate werden schneller aufgebrochen und ins Blut transportiert als andere. Mit einem Wert von 29 liegt die Goji-Beere deutlich im unteren Bereich, obwohl sie einen recht hohen Zuckergehalt besitzt. Ihr Zuckeranteil besteht jedoch weitgehend aus Polysacchariden, die den Blutzuckerspiegel viel weniger in die Höhe treiben als Glukose.

Als besonderen Bonus für Diabetiker besitzt die Goji-Beere eine einzigartige Zusammensetzung von Spurenelementen mit einem hohen Anteil an Magnesium und Chrom. Tatsächlich ist sie – nach Eigelb, Bierhefe und Melasse – eine der reichhaltigsten natürlichen Quellen an Chrom.

Chinesische Studien mit Tieren zeigen, wie hilfreich diese wichtigen Inhaltsstoffe bei Diabetes tatsächlich sein können. Im Jahre 1988 wurde die Wirkung von Goji auf diabetische Ratten untersucht. Die tägliche Fütterung von 1 g Goji-Beeren führte zu einer rapiden Abnahme des Blutzuckerspiegels. Nach zwei Wochen war er um 41 % gesunken und gleichzeitig hatte die Karamellisierung von Hämoglobin, dem roten Blutfarbstoff, um 22 % abgenommen[103].

Auch diabetische Kaninchen bekamen Goji-Beeren verabreicht, und zwar sowohl Extrakte wie auch die ganze Beere. Zehn Tage später waren alle Indikatoren für einen Diabetes deutlich zurückgegangen: Der Blutzuckerspiegel und der Gesamtgehalt an Cholesterin und sogenannten Triglyzeriden waren gesunken, während das „gute" Cholesterin angestiegen war[137]. Interessanterweise war die ganze Beere dabei wiederum erfolgreicher als die Auszüge.

Fazit: Diabetiker können Goji-Beeren nicht nur bedenkenlos in ihre Ernährung integrieren, die Beere liefert ihnen zudem einen guten Teil an Stoffen, die bei der Senkung des Blutzuckerspiegels und der Verwertung von Glukose hilfreich sind. Und wie wir schon wissen, werden Schäden durch freie Radikale, die u. a. auch infolge von Verzuckerung entstehen, abgefangen. So ist die Goji-Beere im Rahmen einer entsprechenden Ernährung auch für Diabetiker ein vielseitiger Helfer und eine erlaubte süße Nascherei.

Hilfe beim Abspecken

Übergewicht hat in den meisten Wohlstandsländern in einem solchen Maße zugenommen, dass Experten von einer neuen Volksseuche sprechen. Nur noch ein Drittel der Erwachsenen in Deutschland hat ein gesundheitlich wünschenswertes Gewicht, und selbst an unserem Nachwuchs ging der Trend nicht vorbei. Die Zahl an übergewichtigen Kindern hat sich in den letzten 20 Jahren verdoppelt und schon 14-Jährige leiden an Altersdiabetes als Folge von Übergewicht. Weltweit gibt es 1.1 Milliarden übergewichtige Menschen, etwa die gleiche Anzahl wie der unterernährte Anteil der Weltbevölkerung.

Einer der Hauptgründe für die neue Epidemie ist der schrumpfende Gehalt an Vitalstoffen in unserer Nahrung. Unser Körper ist mit einer feinfühligen Intelligenz ausgestattet, die uns deutlich sagt, wann sein Bedürfnis nach Vitalstoffen erfüllt ist und wann nicht. Auch wenn der Magen schon bis zum Übermaß mit „leeren“ Kalorien vollgepackt ist, antwortet er auf einen Mangel an essentiellen Nährstoffen noch mit einem machtvollen Verlangen nach mehr. Doch egal, welche Mengen wir in unseren Körper hineinstopfen, es ist nie wirklich genug. Wir können diesen Teufelskreis nur durchbrechen, wenn wir die gehaltlosen, mit Geschmacksverstärkern und Aromastoffen aufgepeppten Produkte der Nahrungsmittelindustrie dauerhaft durch vollwertige, frische und möglichst biologisch gezogene Lebensmittel ersetzen.

Die Auswahl unserer bevorzugten Speisen führt zu einem weiteren Teufelskreis, der die Situation noch verschlimmert. Hochglykämische neuzeitliche Produkte wie Weißbrot, Kuchen, Cornflakes, weißer Reis und Kartoffelbrei aus der Tüte, Schokolade und zuckrige Getränke treiben unseren Blutzuckerspiegel in einem ungewohnten Ausmaß in die Höhe. (Wie bereits ausgeführt, misst der glykämische Index, wie stark und wie schnell unser Blutzucker nach einer Mahlzeit ansteigt.) Unser Körper reagiert auf den massiven Stoß mit der Ausschüttung übergroßer Mengen an Insulin, um den Zucker möglichst schnell in die Zellen zu schleusen. Als Folge fällt der Zuckerspiegel im Blut stärker ab als zuvor. Die nun entstandene Unterzuckerung signalisiert dem Körper einen bedrohlichen Mangel und uns packt erneut der Hunger. Interessanterweise können auch Süßstoffe allein durch den Geschmack Heißhungerattacken auslösen. Die Unterzuckerung geht mit Konzentrationsmangel, anfallsweiser Müdigkeit, Unzufriedenheit und Reizbarkeit einher – ein Grund mehr, aufs Neue nach einem Snack zu greifen.

Leider machen Nahrungsmittel, die den Blutzucker in die Höhe treiben, nicht nur hungrig, dick und unkonzentriert, sie stellen – wenn regelmäßig und reichlich genossen – eines der größten Gesundheitsrisiken dar. Tatsächlich können sie zu den gleichen irreversiblen Schäden führen wie Diabetes. Häufig erhöhte Blutzuckerwerte resultieren in der bereits beschriebenen Verzuckerung und damit einer Verklebung der Zellen, Blutgefäße und Gewebe mit den Folgen von Herzinfarkt, Schlaganfall und – wie Wissenschaftler vermuten – Alzheimer.

Die Goji-Beeren sind kein Wundermittel, durch das die Pfunde plötzlich purzeln. Wer abnehmen will, kommt um eine Änderung seiner Lebens- und Essgewohnheiten nicht herum. Die Beeren können jedoch ihren Teil dazu beitragen, dem Körper mit ihrem Reichtum und ihrer Vielfalt an Vitalstoffen ein Gefühl wohliger Zufriedenheit zu vermitteln. Wie wir noch sehen werden, sind sie zudem in der Lage, unsere Stimmung zu heben. Wen es dann immer noch nach einem süßen Tröster verlangt, dem bietet sich mit der Goji-Beere ein äußerst gesunder und wohlschmeckender Snack mit niedrigem glykämischem Wert auch zum Naschen zwischendurch an. So kann uns die Beere beim Abspecken auf vielfältige Weise hilfreich unter die Arme greifen.

Wir konnten wiederholt beobachten, wie mit dem regelmäßigen Verzehr von Goji-Beeren der Heißhunger auf Süßes wie von selbst nachließ. Der Vorrat an Süßigkeiten in der Speisekammer oder im Schrank blieb auf einmal liegen, ohne dass das Gefühl aufgetreten wäre, etwas zu vermissen.

In der folgenden Tabelle haben wir für den interessierten Leser den glykämischen Index für die gebräuchlichsten Lebensmittel zusammengestellt.

Neues Leben für die Leber

In dem Wort „Leber“ steckt zu Recht das Wort „Leben“. Kein anderes Organ im Körper hat solch vielfältige lebenswichtige Aufgaben zu erfüllen. Zum einen ist die Leber die größte und wichtigste Chemiefabrik in unserem Körper. In ihren Labors werden unablässig aus den angelieferten Nährstoffen neue Verbindungen gefertigt, welche die Zellen für ihre diversen Funktionen benötigen. Auch die Herstellung von Galle unterliegt der Leber. Zudem ist sie das größte Lagerhaus für bestimmte Nährstoffe, die sie für einen eventuellen Bedarf bereithält.

Das vielseitige Organ dient außerdem als wichtige Entgiftungsstation. Sie nimmt sich der körpereigenen Schlacken und Stoffwechselgifte an und ist dabei ein Meister im Recycling. Nützliches wird von unbrauchbarem Material getrennt; was wiederverwertet werden kann, wird enzymatisch umgebaut oder gelagert, der Rest der Ausscheidung zugeführt. Auch Krankheitserreger werden in der Leber abgefangen und von hier angesiedelten Immunzellen verdaut.

Ganz besonders wichtig in unserer Zeit ist die Fähigkeit der Leber, auch von außen zugeführte Giftstoffe zu entsorgen. So

Glykämischer Index		
Lebensmittel, die einen raschen und hohen Blutzuckeranstieg bewirken	**Lebensmittel, die einen mittleren Blutzuckeranstieg bewirken**	**Lebensmittel, nach deren Verzehr der Blutzucker nur flach und gering ansteigt**
110 Bier	65 Eiscreme	50 Naturreis
100 Glukose (Traubenz.)	65 Rosinen	50 Basmatireis
95 Bratkartoffeln	65 Graubrot	45 Erbsen
90 Pommes frites	65 Pellkartoffeln	45 Spaghetti (al dente)
90 Kartoffelpüreepulver	65 gezuckerte Konfitüre	45 Vollkornbrot
90 Kartoffel-Chips	65 Couscous	45 frischer Orangensaft
85 gekochte Möhren	60 Weintrauben	40 frischer Fruchtsaft
85 Schnellkochreis	60 Bananen	40 Pfirsiche/Pflaumen
80 Honig	60 Käsepizza	40 Haferflocken
80 Cornflakes, Popcorn	56 Orangensaftkonzentrat	40 Vollkornnudeln
80 Colas, Limonaden	55 Spaghetti weichgekocht	35 Äpfel, Birnen
70 Zucker	55 Müsli	30 rohe Möhren
70 Weißbrot	53 Kiwis	30 Milchprodukte
70 Brötchen		30 Linsen
70 Vollmilchschokolade		30 Bohnen
70 Schokoriegel		30 Fruchtaufstrich o. Zucker
70 Salzkartoffeln		29 Goji-Beeren
70 Kekse		25 Vollmilch
70 weißer Reis		22 schwarze Schokolade
		20 Fruktose
		15 grünes Gemüse, Tomaten
		15 Auberginen, Zucchini
		15 Zwiebeln, Knoblauch

reinigt sie das Blut von schädlichen Substanzen wie Herbiziden, Insektiziden und Fungiziden, die an unseren Nahrungsmitteln haften, von chemischen Nahrungsmittelzusätzen, künstlichen Farbstoffen, Giftstoffen in Medikamenten und Genussgiften wie Alkohol. Auch Toxine, die bei der Zubereitung unserer Nahrung entstehen, beispielsweise beim Grillen oder scharfem Anbraten mit Öl, und natürlich die vielen Umweltchemikalien, die ihren Weg in unseren Körper fanden, werden in der Leber entsorgt. Einige der Substanzen werden von Leberenzymen in eine wasserlösliche Form verwandelt und über die Nieren ausgeschieden; andere werden in die Galle abgegeben und über den Darm eliminiert.

Durch den ständigen Kontakt mit Krankheitserregern und Giftstoffen ist die Leber vielen Gefahren ausgesetzt. Schwerwiegende Lebererkrankungen führen nicht selten zum Tod, und eine Entlastung und der Schutz der Leber sollten oberstes Gebot sein. Die Goji-Beere hat auch in dieser Kapazität eine Menge zu bieten. In Asien steht sie seit jeher in hohem Ansehen wegen ihrer hervorragenden leberschützenden Eigenschaften.

Da ist zunächst ihre Fähigkeit zu nennen, die körpereigenen Fänger von freien Radikalen zu mobilisieren sowie selbst Fänger beizusteuern. Die Leber ist mit internen Fängertrupps besonders reichlich ausgestattet. So enthält sie die höchste Konzentration an der sogenannten Glutathionperoxidase und auch ihre Werte an SOD (Superoxiddismutase) sind ungewöhnlich hoch. Ein Mangel an diesem wichtigen Fänger ist gemäß einer Studie der Stanford University die Hauptursache für altersbedingte Degeneration der Leber sowie auch für Leberkrebs [138]. Die bereits beschriebene Fähigkeit der Goji-Beere, die SOD-Truppen zu vermehren, ist zweifellos ein wichtiger Beitrag zum Schutz der Leber. Auch auf die außerordentlich leberschützenden Eigenschaften der Ellagsäure und der Polysaccharide wollen wir hier noch einmal verweisen.

Über die antioxidativen Eigenschaften der Goji-Beere hinaus haben Wissenschaftler an der Seoul National University in Südkorea in einer Serie von Studien zwischen 1996 und 2002 weitere höchst wirksame Phytochemikalien zum Schutz der Leber in der Goji-Beere entdeckt und untersucht.

Sogenannte Cerebroside und Pyrrole schützen Leberzellen in Zellkulturen vor dem Angriff von einer giftigen Chemikalie, Carbontetrachlorid, die auch bei der chemischen Reinigung verwendet wird. Die Schutzwirkung war sogar zwei- bis viermal so hoch wie die aktive Substanz (Silybin) in der für ihren Leberschutz bekannten Mariendistel. Gleichzeitig vermehrten sich die Glutathion-Radikalenfänger und die Werte von MDA, dem Marker für oxidierte Fette, gingen auf die Werte von gesunden Zellen zurück. Chemisch induzierte, einer Hepatitis ähnliche Schäden konnten – abhängig von der Dosis – bis zu 78 % reduziert werden [129, 174, 176].

Im Jahre 2003 wurde an der gleichen Universität die leberschützende Wirkung von Zeaxanthin-Dipalmitat, einem in großen Mengen in der Goji-Beere enthaltenen Carotinoid, in einer klinischen Studie mit Ratten untersucht. In diesem Fall wurden einer Hepatitis ähnliche Schäden durch eine Blockade des Gallengangs bei Ratten hervorgerufen. Dann untersuchten die Forscher eine große Anzahl verschiedener Enzyme, die den Zustand der Leber anzeigen. Mit Hilfe des Carotinoids waren alle Marker von Leberschäden zurückgegangen, wobei höhere Dosen eine größere Wirkung zeigten. Der wichtige Radikalenfänger Glutathion war wieder auf das Niveau von gesunden Ratten angestiegen [173].

Nun werden auch bei bestem Schutz regelmäßig Leberzellen beschädigt oder zugrunde gerichtet. Zudem ist die Zellteilung bei stärkerer Belastung besonders hoch. Klugerweise hat die Natur unsere Leber mit einer enormen Fähigkeit der Regeneration ausgestattet. Für die von den Enzymen durchgeführten Reparaturarbeiten und die Neubildung von Zellen werden jedoch jede Menge Spurenelemente und Vitamine gebraucht. Die Goji-Beere ist auch hierfür ein hervorragender Lieferant.

Ein Lichtblick für die Augen

„Die Goji-Beere erfrischt das Auge und erhellt den Blick." Diese und ähnliche Aussagen finden sich seit alters her in wohl allen Schriften und Überlieferungen, welche die Wirkung der Beere beschreiben. Moderne wissenschaftliche Studien können auch diese alte Erkenntnis untermauern.

Eine Hauptrolle bei der Erhaltung unseres „Augenlichts" kommt den Carotinoiden zu. Es ist kein Geheimnis, dass diese Stoffe offenbar in der Lage sind, die Sehkraft zu „erhellen" bzw. zu erhalten.

Bereits im Jahre 1945 wurden von dem amerikanischen Biochemiker und Nobelpreisträger George Wald zwei Carotinoide, Zeaxanthin und Lutein, in der Makula des Auges entdeckt. Die Makula, wegen ihrer Färbung auch „gelber Fleck" genannt, ist ein kleiner Teil der Retina an der Hinterwand des Auges. Sie empfängt das von der Augenlinse gebündelte Licht und ermöglicht es uns, dass wir feine Einzelheiten klar erkennen. Auf der Makula, der „Stelle des schärfsten Sehens", wird immer das abgebildet, was wir gerade „ins Auge fassen".

Der „gelbe Fleck" enthält die höchsten Konzentrationen an Zeaxanthin und Lutein im gesamten Körper, und zwar die tausendfache Menge wie in irgendeinem anderen Bereich unseres Organismus. Wir möchten hier einfügen, dass es anfänglich für die Forscher schwierig war, die beiden Stoffe voneinander zu trennen und separat zu untersuchen. Erst 1990 begannen einige Augenforscher, die überlegene Rolle des Zeaxanthins insbesondere beim Schutz der zentralen Sehkraft zu erkennen. Autopsien hatten ans Licht gebracht, dass Zeaxanthin im Zentrum der Makula konzentriert ist, während an ihrem äußeren Rand Lutein dominiert. Doch drang diese Erkenntnis offenbar nicht bis in alle Kreise vor. Bis heute werden die beiden Stoffe in vielen Abhandlungen als eine Einheit dargestellt oder sogar unzutreffend einfach als Lutein bezeichnet.

Kein anderer Bereich des Auges wird so intensiv von gebündeltem Licht getroffen wie der „gelbe Fleck". Wir wissen bereits, dass

Lichtstrahlen – insbesondere die blauen Anteile des Lichts – jede Menge freie Radikale erzeugen. Mit zunehmendem Alter kann die Makula dermaßen durch freie Radikale aus dem Sonnenlicht und dem Sauerstoff im Blut geschädigt werden, dass ein fortschreitender Sehverlust eintritt. Wir nehmen diese Schädigung als Schleier oder dunklen Bereich in der Mitte unseres Blickfeldes wahr. Von einer solchen *altersbedingten Makula-Degeneration (AMD)* sind in Deutschland 1 bis 2 Millionen Menschen betroffen.

Die hohen Konzentrationen von Zeaxanthin und Lutein in der Makula agieren offenbar als eine Art Filter für das schädliche Licht und fangen gleichzeitig freie Radikale ab. Eine Gruppe holländischer Mediziner vom Universitäts-Krankenhaus in Nimwegen untersuchte den Antioxidantien-Status bei Patienten, die an einer Makula-Degeneration erkrankt waren. 72 Patienten und 66 gesunde Kontrollpersonen wurden in die Studie einbezogen. Der Verzehr von Obst und Gemüse und andere Faktoren wurden untersucht. Es stellte sich heraus, dass Teilnehmer an der Studie, die regelmäßig nur wenig Antioxidantien zu sich nahmen, deutlich häufiger an der Makula-Degeneration erkrankt waren. Das galt – wie die Forscher betonten – insbesondere für die geringe Aufnahme der Carotinoide Lutein und Zeaxanthin [228].

Bei einem chronischen Mangel an diesen Carotinoiden verliert das Pigment in der Retina an Dichte. Freie Radikale aus dem Blut und Sonnenlicht haben mehr und mehr freie Hand, die hier angesiedelten Farb- und Lichtsensoren zu „verbrennen", und zwar beginnend im Zentrum, wo das Licht am stärksten auftrifft [178].

So führte langzeitiger Zeaxanthin- und Luteinmangel im Rahmen einer Studie mit Japanwachteln in der Tat zu einem zunehmenden Absterben der Lichtsensoren und einer Verschlechterung der Sehkraft. Die reduzierte Kost resultierte bei den Tieren in den gleichen Augenschäden, wie sie beim grauen Star und bei der AMD auftreten. Andererseits wiesen Tiere mit den höchsten Mengen an Zeaxanthin im Futter die geringsten Schäden auf [239, 236, 135]. Eine Studie der Harvard Medical School zeigt, dass Ähnliches auch für

Menschen gilt. Testteilnehmer über 60 Jahre, die sich eine hohe Pigmentdichte in den Augen bewahrt hatten, besaßen die gleiche visuelle Sensibilität wie junge Menschen[151].

Die Goji-Beere enthält mit über 20 mg pro 100 g getrockneten Beeren unter allen Nahrungsmitteln den höchsten uns bekannten Gehalt an Zeaxanthin. Eigelb, Spinat und andere grüne wie auch gelbe Gemüsesorten enthalten ebenfalls ein wenig von diesem Carotinoid, doch ist ihr Gehalt an Lutein im Vergleich sehr viel höher. Die meisten Pflanzen weisen 10- bis 15-mal mehr Lutein als Zeaxanthin auf. In der Goji-Beere finden wir etwa 100-mal so viel Zeaxanthin wie Lutein. Damit kann sie einen Mangel in der übrigen Nahrung auf wunderbare Weise ausgleichen. Als zusätzlicher Bonus tritt das in der Beere enthaltene Zeaxanthin in einer äußerst bioverfügbaren Form, als sogenanntes Zeaxanthin-Dipalmitat, auf[117].

Nun enthält die Goji-Beere noch eine Menge weiterer Stoffe, die dem Schutz der Augen dienen. Da ist zunächst das bekannte „Augenvitamin" A zu nennen, das in der Beere in großen Mengen als Beta-Carotin oder Provitamin A auftritt. Ein Mangel an diesem Vitamin kann erwiesenermaßen zur Nachtblindheit führen. Dazu eine kurze Erklärung: In der Netzhaut gibt es zwei Arten von Sehzellen. Die Stäbchenzellen sind für die Wahrnehmung von Licht zuständig. Die Zapfenzellen lassen uns vorrangig Farben wahrnehmen. Tagsüber oder bei Lampenlicht sehen wir fast ausschließlich mit den Zapfen. Bei Dunkelheit können uns dagegen nur die sehr lichtempfindlichen Stäbchenzellen noch Eindrücke vermitteln. Darum erscheint bei Mondschein alles farblos und grau. Vitamin A wird nun von den Stäbchen in den sogenannten „Sehpurpur" verwandelt, ohne den unser Gehirn nicht erfährt, was im Dunkeln auf das Auge trifft. So ist das Vitamin unerlässlich, wenn wir bei mangelndem Licht noch etwas erkennen wollen.

Hierzu wurde bereits im Jahre 1982 eine Studie mit Goji-Beeren durchgeführt. Das Beijing-Forschungsinstitut in China testete den Einfluss der Beeren bei der Anpassung der Augen an die

Dunkelheit. 27 Versuchsteilnehmer zwischen 18 und 25 Jahren nahmen 34 Tage lang 50 g Goji-Beeren zu sich. Tatsächlich zeigten ausnahmslos alle Probanden eine Verbesserung der Adaptation der Augen an schwache Lichtverhältnisse[186].

Auch zur Verhinderung oder Verzögerung des *grauen Stars (Katarakt)* kann die Goji-Beere offenbar einen deutlichen Beitrag leisten. Der graue Star ist eine Trübung der Augenlinse. Karamellisierung und Schäden durch freie Radikale führen zu einer Vernetzung der Proteine in der Linsenflüssigkeit; als Folge davon nimmt die Sehschärfe in allen Entfernungen ab. Die Betroffenen sehen die Welt „wie durch einen Nebel". Ein Katarakt ist häufig eine Folge von Diabetes, doch kann er auch im Laufe des „normalen" Alterungsprozesses entstehen.

Jährlich werden in Deutschland 600.000 Operationen durchgeführt, bei denen die getrübte Linse durch ein künstliches Linsenimplantat ersetzt wird. Bisher wurden keine direkten Studien mit der Goji-Beere in Bezug auf den grauen Star durchgeführt, doch gibt es auch hier Hinweise auf einen positiven Einfluss. So zeigt eine chinesische Studie aus dem Jahr 1998 verminderte oxidative Schäden in den Augen von diabetischen Ratten. Die Tiere bekamen täglich 1 g Goji-Beeren ins Futter. Nach zwei Wochen hatten oxidierte Fette in der Retina um 20 % abgenommen, während die Werte von SOD einen Riesensprung von 80 % gemacht hatten[139].

Die Carotinoide Zeaxanthin und Lutein treten auch in der Augenlinse auf, wenn auch in geringeren Konzentrationen als in der Makula. Offenbar haben sie auch hier eine wichtige Schutzfunktion zu erfüllen. Zudem finden sich große Mengen an Vitamin C in der Flüssigkeit der Augenlinse. Verschiedene Studien haben gezeigt, dass hohe Gaben an Vitamin C das Fortschreiten des grauen Stars aufhalten können[202].

Ein selten erwähnter Stoff ist die Aminosäure Taurin, die sich in den letzten Jahren als wichtiger Nährstoff für die Erhaltung der Sehkraft herausgestellt hat. Lang anhaltender Taurinmangel kann bei Katzen und anderen Tieren zur Erblindung führen. Als

Gegenmaßnahme wird dem Futter häufig zusätzliches Taurin beigemischt, um das Fortschreiten der Erblindung zu stoppen. Neuere klinische Studien mit Menschen zeigen, dass die Abnahme von Taurin in den Augen direkt mit einer Verschlimmerung von Katarakten in Verbindung steht [108]. Die Aminosäure ist nur selten in pflanzlicher Nahrung zu finden. Der hohe Gehalt an Taurin in der Goji-Beere dürfte somit besonders für Vegetarier höchst willkommen sein.

Beta-Cryptoxanthin, ein weiteres in der Goji-Beere enthaltenes Carotinoid, wurde in einer Harvard-Studie mit einem um 18 % verminderten Auftreten von Glaukomen in Verbindung gebracht. Mit dreimal so viel Beta-Cryptoxanthin wie in dem an diesem Stoff besonders reichhaltigen Chilipfeffer bietet die Goji-Beere auch für dieses Carotinoid eine überaus reiche Quelle [171].

Magnesium, Zink und Selen sind weitere, in der Goji-Beere enthaltene Vitalstoffe zur Erhaltung der Sehkraft. Augenforscher wissen seit Jahrzehnten, dass ein Mangel an Magnesium das Fortschreiten der Retinopathie bei Diabetikern beschleunigen kann [123, 199, 153]. Zink ist direkt am Sehvorgang beteiligt und, wie auch Selen, ein unerlässlicher Faktor beim Schutz vor freien Radikalen.

So haben wir auch hier noch einmal einen bunten Reigen an Wirkstoffen in der Goji-Beere, der ihre Reputation als „Augentonikum“ auf vielfache Weise untermauert. Wer sein Augenlicht auf natürliche Weise schützen und erhalten will, dem bietet sich wohl kaum eine bessere Möglichkeit als der Verzehr dieser kleinen roten Beeren.

Hautschutz von innen

Wer sein größtes Sinnesorgan einmal kritisch betrachtet, dem wird auffallen, dass sich die meisten Falten dort befinden, wo unsere Haut den freie Radikale bildenden Sonnenstrahlen am häufigsten ungeschützt ausgesetzt ist: im Gesicht, am Hals und auf den

Handrücken. Hautbereiche, die meist bedeckt bleiben, erhalten ihre Jugendlichkeit sehr viel länger.

Die schädlichen UV-Strahlen führen nicht nur zum Sonnenbrand, sie vernetzen auch die Proteine im Kollagen der Haut, was als Folge Runzeln und Falten hervorruft. Die Oxidation von Fettsäuren in der Haut lässt zudem die unschönen Altersflecken entstehen. Da wundert es nicht, dass die Damen früherer Zeiten nur mit Sonnenschirm flanierten und vornehme Blässe „in" war. Schon damals wusste man offenbar, dass die Haut von Sonnenanbetern vorzeitig altert. In Ländern mit zunehmendem Ozonloch kommt noch ein weiteres Problem hinzu: Die Haut wird nicht nur schneller alt, die ungefilterten Sonnenstrahlen lassen auch immer häufiger Hautkrebs entstehen.

Nun sind wir nicht die einzigen Geschöpfe unter der Sonne, die sich vor deren allzu intensiven Strahlen schützen müssen. Auch unsere jüngeren Geschwister aus dem Pflanzenreich besitzen kein dickes Fell. Sie gleichen diesen Mangel dadurch aus, dass sie jede Menge an Antioxidantien bilden, die sich in besonderem Maße in ihrer Haut konzentrieren. Glücklicherweise überträgt sich dieser Schutz auch auf unsere Haut, wenn wir diese Pflanzen verzehren.

Besonders wirksam für den Hautschutz sind Carotinoide, und wir wissen bereits, dass die Goji-Beere bis zum Rand damit vollgepackt ist. Ähnlich wie in den Augen sammeln sich diese Stoffe auch in der Haut und bilden eine Art Sonnenschutzmittel von innen.

Es scheint, dass alle Carotinoide auf die eine oder andere Weise an diesem Schutz beteiligt sind. Sie erhalten nicht nur die Jugendlichkeit unserer Haut, sondern können offenbar auch dem Hautkrebs vorbeugen. Dies zeigte unter anderem eine Studie des National Cancer Institute in Bethesda, Maryland, USA. Bei Menschen, die besonders viel an Carotinoiden reicher Nahrung zu sich nehmen, sinkt das Risiko, an Melanom zu erkranken, um ein volles Drittel[203].

Vitamin A erwies sich bei verschiedenen Tests als ähnlich wirksam. Abhängig von der Dosis, gingen Vorstufen von Hautkrebs bis zu 81 % zurück [121, 104]. Auch Lutein [180], Ellagsäure [217] und Goji-Polysaccharide [265] wurden in separaten Studien auf ihre hautschützenden Eigenschaften untersucht und bekamen eine wichtige Funktion bei der Vorbeugung von Hautkrebs bescheinigt.

Offenbar wirken diese Substanzen auch bei der Schuppenflechte. Zwar liegen uns hierzu keine Untersuchungen vor, doch wissen wir von mehreren Fällen, wo bei längerer Einnahme und erhöhten Dosen (bis zur doppelten Menge) eine Besserung bis hin zum fast völligen Verschwinden der Symptome eintrat.

Neben dem Sonnenlicht gibt es zwei weitere Dinge, welche die Haut besonders schädigen und vorzeitig altern lassen: Zigarettenrauch und Zucker.

Der blaue Dunst zieht nicht nur unsere Gefäße zusammen und führt damit zu einer Mangeldurchblutung der Haut. Er steigert auch die Produktion eines Enzyms namens Matrix-Metalloproteinase, kurz MMP, das die äußere Hautschicht absterben lässt, damit darunter neues Gewebe nachwachsen kann. Bei Rauchern – wie übrigens auch bei starker Sonneneinstrahlung – nimmt dieser Abbauprozess überhand und es werden auch jene Gewebe abgebaut, die Kollagen für die nachwachsende Haut produzieren. In Laborversuchen mit Tabakrauch ging die Kollagenproduktion um bis zu 40 % zurück. Das MMP-Enzym wird auch von Krebszellen benutzt, um in gesundes Gewebe vorzudringen.

Wie es scheint, kann die Goji-Beere auch hier einen Schutz bieten. In Tests mit Lycium-barbarum-Polysacchariden wurde das Ansteigen von oxidierten Fetten in der Haut, die normalerweise eine Folge hoher Werte an MMP sind, verhindert [265, 218].

Warum aber lässt Zucker unsere Haut altern? Wer den Ausführungen in diesem Buch bis hierher gefolgt ist, wird den Zusammenhang schnell erkennen. Die Verzuckerung von oxidativ geschädigten Proteinen verstopft auch die Zellen in unserer Haut, so dass sie nicht mehr ausreichend mit Nährstoffen versorgt werden können. Die Haut wirkt müde und alt. Wer seine Haut jung erhalten möchte, sollte also Nahrungsmittel mit einem hohen glykämischen Index tunlichst meiden (siehe glykämischer Index auf Seite 83).

Neben dem Schutz bietet die Goji-Beere auch eine Menge Vitalstoffe für die Ernährung unserer Haut. Wir wollen hier nur einige herausgreifen. Zink dient als wichtigster Enzymspender beim Aufbau des Bindegewebes. Es verbrüdert sich mit Kupfer und Vitamin C, um Kollagen und Elastinfasern zu einem äußerst stabilen und elastischen Gewebe zu verknüpfen. Ohne diese Nährstoffe können die Verbindungen zwischen den Fasern nur unzureichend gebildet werden, das Bindegewebe bleibt schwach und gibt der Haut nur wenig Halt.

Viele Menschen berichten von einer frischeren und strafferen Haut, nachdem sie Goji-Beeren einige Wochen lang ihrem täglichen Speiseplan hinzugefügt haben. Neben dem Schutz vor Schäden und Altersflecken sorgt die Goji-Beere auch für die Festigkeit und Elastizität unserer Haut – eine natürliche Rundumkosmetik von innen, die dazu noch ausgezeichnet schmeckt!

Die Glücks-Beere

Bezeichnungen wie „Happy Berry“, „Billion Dollar Berry“ und „Halleluja Berry“ (eine Übersetzung können wir uns wohl sparen) sprechen von einer weiteren erfreulichen Eigenschaft der Goji-Beere, die seit alters her bis heute geschätzt wird: ihre die Stimmung hebende Wirkung. „Ich fühle mich einfach gut“ ist eine der häufigsten Aussagen, die wir von regelmäßigen Goji-Konsumenten zu hören bekamen.

Die wenigsten Menschen ahnen, wie sehr ihre seelische Zufriedenheit und Kraft von einer ausreichenden Versorgung mit essentiellen Nährstoffen abhängt. Dabei ist dies im Grunde genommen gar nicht so verwunderlich. Körper und Seele sind auf Engste miteinander verbunden, und so wie jede seelische Stimmung die Physiologie unseres Körpers beeinflussen kann, färbt umgekehrt auch unser körperliches Wohlergehen auf unser seelisches Befinden ab.

Wir wissen nicht, ob die Goji-Beere vielleicht noch unentdeckte Geheimnisse birgt, mit denen sie uns glücklich macht, doch mag ihr besonderer Nährstoffreichtum bereits als Erklärung ausreichen.

Zweifellos spielt ihr Gehalt an B-Vitaminen eine herausragende Rolle. Diese als „Nervennahrung" bekannten Vitalstoffe sorgen auf vielfache Weise für die Ernährung und reibungslose Funktion unseres Nervensystems und des Gehirns. Wie tief sie in unser geistig-seelisches Wohlergehen eingreifen, tritt besonders bei einem Mangel an diesen Stoffen zutage: Reizbarkeit, Ängste und Depressionen, Müdigkeit, Konzentrationsschwäche, Lern- und Gedächtnisstörungen, Schlafstörungen und Appetitlosigkeit können als Folge einer unzureichenden Versorgung mit B-Vitaminen auftreten. Hierbei ist der Zusammenhang zwischen Vitamin B_3 (Thiamin) und unserer Stimmung besonders gut dokumentiert [111, 112, 156, 118].

Neben den B-Vitaminen liefern eine Reihe von Mineralstoffen wichtige Faktoren für den Zustand unseres Nervenkostüms und damit auch für unser psychisches Befinden. Eines der herausragendsten Elemente für die Seele ist *Magnesium.* Es spielt im kreativen Konzert unserer Hormone, Neuropeptide und Nervenreizstoffe überall einen entscheidenden Part. Wer voller Nervosität und Unruhe steckt, dem fehlt es oft an diesem lebenswichtigen Element.

Chrom ist ein weiteres wichtiges Spurenelement, das auf unsere Lebenskraft Einfluss nimmt und insbesondere unsere geistige Vitalität und Wachheit mitbestimmt. Wie wir bereits gehört haben, reguliert es den Blutzucker- bzw. Glukosespiegel und sorgt damit für die Bereitstellung von Hirn- und Nervenenergie. Versuchspersonen, denen über einen längeren Zeitraum hinweg an Chrom arme Nahrung vorgesetzt wurde, zeigten bald Symptome wie Müdigkeit, Gereiztheit, Frustration, Konzentrationsmangel und Nervosität. Bei den meisten Menschen schwankt der Blutzuckerspiegel zumindest zeitweise und schon geringfügige Stresssituationen können die Qualität unserer Gedanken und Gefühle verändern.

Müdigkeit, mangelnde Stressabwehr und das Gefühl von Bedrücktheit gehen in aller Regel auch mit einem Mangel an *Zink* einher. Dieses Spurenelement aktiviert ein Konzentrationshormon aus der Hirnanhangsdrüse, das uns wach und bereit für die Herausforderungen des täglichen Lebens macht. Stets gleichzeitig mit diesem Hormon erfolgt die Ausschüttung eines Euphorie-Peptids namens Betaendorphin. Es fügt der inneren Bereitschaft Optimismus und Schwung hinzu.

Aggressionen und die Unfähigkeit, mit Konflikten umzugehen, lassen auf ein dünnes Nervenkostüm schließen. Die Ursache dafür ist häufig die Zerstörung der Schutzschicht der Nervenzellen durch einen Mangel an *Kupfer.* Die ölig-feuchte „Haut", die unsere Nerven umschließt, dient dem Empfang von Nährstoffen und schützt die Zelle vor attackierenden Krankheitserregern, Schadstoffen und freien Radikalen. Kupfer ist maßgeblich am Aufbau dieser Nervenhaut beteiligt. Bei Kupfermangel verdünnt sich die Schutzschicht aller Nervenzellen gleichzeitig und wir fühlen uns beim geringsten Anlass „genervt". In fortgeschrittenen Fällen kann es zu teilweise schweren psychischen Störungen und Ausfallerscheiungen kommen.

Kalzium, Phosphor, Kalium und Natrium sind weitere Stoffe, die für unser seelisches Wohlergehen unerlässlich sind.

Wir möchten an dieser Stelle noch einen besonders interessanten Neurotransmitter herausgreifen und etwas näher betrachten. Sein Name ist Dopamin und er wird unter Mithilfe von *Mangan* im Nervengewebe hergestellt. Dopamin schenkt uns innere Gelassenheit, Heiterkeit und ein Gefühl der Harmonie. Unter seinem Einfluss fühlen wir uns mit uns selbst und mit der Welt zufrieden. Fehlt es an pflanzlichem Mangan und damit an Dopamin, leiden wir unter Unruhe und Ängsten, das Leben erscheint uns düster und auch der Spaß am Sex könnte abhanden kommen.

Dopamin hat jedoch noch mehr zu bieten. Innerhalb von Zehntelsekunden können unsere Milliarden Gehirn- und Nervenzellen aus Dopamin das Glückshormon Noradrenalin herstellen und damit behagliche Zufriedenheit zu optimistischer Begeisterung steigern. Für diese Verwandlung ist ein *kupfer*haltiges Enzym verantwortlich. Das neu erschaffene Hormon verleiht Geist und Seele Flügel, regt uns zu kreativem Schaffen an und lässt uns das Leben freudig erobern.

Noradrenalin spielt auch eine entscheidende Rolle bei unserem Umgang mit Stress. Es bestimmt, ob wir eine Herausforderung als positive Aufgabe empfinden, die wir voller Schwung und Elan in Angriff nehmen, oder als eine unwillkommene, bedrückende Belastung wahrnehmen. Mangelt es an Mangan und damit an Noradrenalin, übernimmt das Stresshormon Adrenalin die Regie. Es macht uns ebenfalls konzentriert und hellwach, doch fehlt ihm das euphorische Element und wir reagieren eher defensiv oder ärgerlich auf äußere Herausforderungen.

Für den Bau eines weiteren Glückshormons sind ausreichende Mengen an der essentiellen Aminosäure Tryptophan erforderlich. Dieses Hormon gilt als natürliches Antidepressivum und wird in Apotheken interessanterweise als mildes Schlaf- und Beruhigungsmittel verkauft (häufig gentechnisch hergestellt). Wer glücklich und zufrieden ist, kann wohl auch besser schlafen. Vitamin B_3 kann übrigens ein Enzym hemmen, das Tryptophan abbaut.

Es ist kaum fassbar, doch all die hier erwähnten Stoffe finden wir in der Goji-Beere in einem natürlichen Verbund vor. So greifen unzählige Wirkstoffe der „Glücks-Beere“ auf biologische, sich ergänzende Weise ineinander, um unsere Nerven zu beruhigen, unsere Stimmung zu heben, unsere Energie zu steigern und uns einen gesunden und erholsamen Schlaf zu schenken. Allein schon aus diesem Grunde möchten wir persönlich die Goji-Beere nicht mehr missen.

Ist die Goji-Beere ein wirksames Potenzmittel?

In Ost und West wird die Goji-Beere auch als „Liebes-Beere“ oder gar als „Potenz-Beere“ gepriesen. Tatsächlich blickt sie auf eine lange Tradition als Mittel zur Steigerung der männlichen Potenz und Fruchtbarkeit sowie als viel geschätztes Aphrodisiakum zurück. Sollte die kleine, leuchtend rote Frucht auch dieser Reputation gerecht werden? Wir haben lange nach entsprechenden Studien gesucht und wollten uns schon damit abfinden, dass diese Wirkung wohl mehr allgemein zu verstehen ist. Der Traditionellen Chinesischen Medizin zufolge regt die Beere die allgegenwärtige Lebensenergie Chi an, die durch unser gesamtes Energiesystem einschließlich der Meridiane und Chakren [74] fließt. Dass dies auch Schwung ins Liebesleben bringt, wäre nur ein allzu natürlicher Begleitfaktor.

Andererseits war uns klar, dass selbstverständlich nicht jede Studie über die Wirkung von Goji-Beeren in die Öffentlichkeit gelangt. Der Vorsprung von Wissen ist nicht selten das bestgehütete Geheimnis einer Firma. Dann aber öffnete sich uns doch noch eine Quelle für ganz spezifische Studien.

Da war zunächst ein klinisches Experiment mit 42 Patienten mit niedriger Spermienzahl und/oder mangelnder Mobilität der Spermien. Die Probanden nahmen nun vier Monate lang täglich 15 g Goji-Beeren zu sich, eine eher geringe Dosis. Bei 79 % der Testteilnehmer verbesserte sich die Qualität der Spermien signifikant [255]. Immerhin war das schon einmal ein deutlicher Hinweis auf eine mögliche Steigerung der Fruchtbarkeit. Dies mag manches Paar mit unerfülltem Kinderwunsch aufhorchen lassen. Der einfache Eigenversuch, bei dem über einige Monate täglich eine Handvoll Goji-Beeren gegessen wird, kostet nur den Bruchteil der wenig romantischen künstlichen Befruchtung und kann parallel zu allen anderen Bemühungen stattfinden. In diesem Zusammenhang sei es erlaubt, auch auf unser Buch *Kosmobiologische Empfängnisplanung* (im gleichen Verlag erschienen) hinzuweisen.

Als Nächstes begegnete uns eine Studie, bei der Hodenzellen von Mäusen durch Goji-Polysaccharide vor einer die DNA schädigenden Chemikalie (H_2O_2) geschützt wurden, mit einer größeren Wirkung bei höheren Dosen[192].

Es ist bekannt, dass bei großer Wärme, wie beispielsweise in der Sauna oder bei einem sehr heißen Bad, die Samenproduktion abnimmt und auch die Produktion von Sexualhormonen zurückgeht. Die Wissenschaftler wollten nun herausfinden, ob Lycium-barbarum-Polysaccharide auch davor einen Schutz bieten könnten.

Vier Gruppen von Ratten bekamen zwei Wochen lang verschiedene Konzentrationen von Lycium-barbarum-Polysacchariden verabreicht. Nach einer entsprechenden Wärmebehandlung von 43 °C wurde ihr Blut auf das Vorhandensein von Sexualhormonen (Testosteron, luteinisierendes Hormon und Follikel stimulierendes Hormon) untersucht. Wie erwartet, hatten alle drei Hormone bei der allein mit Wärme behandelten Kontrollgruppe abgenommen. Testosteron war von einem normalen Wert von circa 24 Punkten (nmol/L) auf 16 Punkte abgesunken, die anderen zwei Hormone waren ebenso signifikant zurückgegangen. Nun wurden diejenigen Tiere untersucht, die sowohl mit Wärme als auch mit Lycium-barbarum-Polysacchariden behandelt worden waren, und hier kam die große Überraschung: Bei einer Goji-Dosierung von 10 mg/kg Körpergewicht waren alle drei Hormone trotz Wärmebehandlung noch über die normalen Werte hinaus angestiegen. Beim Testosteron fand sich beispielsweise nun ein Wert von über 27 Punkten. Interessanterweise war die geringste getestete Menge an Polysacchariden am effektivsten[192].

Was aber bedeutet ein solcher Anstieg der Hormone für unser Liebesleben? Greifen wir einmal das wichtigste und bekannteste Hormon, Testosteron, heraus. Dieses in den Hoden hergestellte Hormon gilt als ein Symbol der Männlichkeit schlechthin. Es steigert die männliche Fruchtbarkeit und sexuelle Lust sowie auch die allgemeine Vitalität und Ausdauer. Zudem kann es die Muskelmasse aufbauen und der Osteoporose vorbeugen.

Das Hormon wird in geringen Mengen auch in den Eierstöcken von Frauen produziert. Die Psychiaterin Dr. Susan Rako vertritt die Meinung, dass Testosteron ebenso sehr ein weibliches Hormon ist wie ein männliches. „Testosteron ist ganz ausschlaggebend an der Erhaltung der Libido oder sexuellen Lust beteiligt, und zwar bei Frauen wie bei Männern", schreibt sie in ihrem Buch *The Hormone of Desire*. „Ein Mangel kann in den Verlust von Vitalität und Wohlbefinden münden."[69]

Auf welche Weise Goji-Polysachcharide die vermehrte Hormonausschüttung zustande bringen, ist den Wissenschaftlern noch immer ein Rätsel. Wir können bisher nur vermuten, dass eine ähnliche Steigerung der Sexualhormone auch bei Frauen eintritt. Zweifellos spielt der Schutz der Hormone produzierenden Zellen vor der Schädigung durch freie Radikale eine wichtige Rolle, und dieser Schutz wäre zweifellos auch in den weiblichen Organen gegeben.

Neben den wissenschaftlichen Studien stießen wir auf etliche persönliche Berichte in Bezug auf eine gesteigerte Sexualität. Nicht selten wird die Goji-Beere mit Viagra verglichen, obwohl sich ihre Wirkung – im Gegensatz zu Viagra und ähnlichen Mitteln – wohl eher über einen längeren Zeitraum allmählich aufbaut. So gab ein offensichtlich erfahrener Mann aus Australien im Internet den folgenden Kommentar: *„Ich kann aus eigener Erfahrung die Wirkung von Viagra sehr gut einschätzen. Irgendwann im letzten Jahr stieß ich auf Wolfberries (Goji-Beeren). Zu meiner Überraschung stellte ich nach einigen Wochen fest, dass sie der Wirkung von Viagra nur unwesentlich nachstehen. Aber es gibt doch einen großen Unterschied: Viagra wirkte immer nur auf den Beckenbereich begrenzt. Diese Beeren aus China, so meine Erfahrung, wirken im ganzen Körper potenzaufbauend und vitalisierend. Ich ziehe diese Beeren der Tablette heute vor."*

Eine Frau um die vierzig erzählte Shalila folgende Erfahrung: *„In den letzten Jahren hatte ich unter permanenter Trockenheit zu leiden, eine äußerst unangenehme Sache. Als ich vor einigen Monaten begann, täglich Goji-Beeren zu essen, veränderte sich dieser Zustand von Tag zu Tag. Heute schwimme ich fast davon …"*

Auffallend ist auch, dass in nahezu allen empfohlenen Kräutermischungen der chinesischen Medizin bei Prostatabeschwerden oder auch bei Blasenschwäche Goji-Beeren ein wichtiger Bestandteil sind. Selbst bereits zur Vorbeugung gegen diese Symptome empfehlen traditionell orientierte Ärzte in China Goji-Beeren bzw. Goji-Tee. Gleichzeitig hörten wir inzwischen von einigen sehr positiven Erfahrungen älterer Herren, wonach sich ihre Prostataprobleme mit dem täglichen Verzehr von Goji-Beeren innerhalb einiger Wochen nahezu beseitigen ließen. Auch hierbei können wir nur empfehlen, einen Eigenversuch zu unternehmen und zu beobachten, was sich dabei verändert.

Zusammenfassend möchten wir sagen, dass die Goji-Beere ihre Reputation als ein die Fruchtbarkeit steigerndes Mittel und wohlschmeckendes Aphrodisiakum verdient. Frauen möchten wir raten, es einfach einmal auszuprobieren. Und für Männer, insbesondere im fortgeschrittenen Alter, ist die „Old Men Berry", wie sie manchmal in den USA genannt wird, eventuell eine natürliche Variante zu den im Labor hergestellten Präparaten. Dazu kommt, dass die „Nebenwirkungen" bei der Goji-Beere bislang immer nur positiv beschrieben wurden.

DIE GOJI-GIFTSTORY

Die Goji-Pflanze wurde in verschiedenen Kulturen über Jahrtausende hinweg als heilbringend und gesundheitsfördernd hochgeschätzt. Im Jahre 1890 verfasste jedoch im deutschen Erlangen ein Forscher namens Siebert eine Dissertation über den *Gemeinen Bocksdorn* (der seinerzeit geläufigste deutsche Name für *Lycium barbarum* bzw. *Goji).* Das Ergebnis seiner Forschungsarbeit, mit angeblich umfangreichen physiologischen Versuchen, mündete in der Aussage, dass die Pflanze in allen ihren Bestandteilen giftige Alkaloide, wie Hyoscyamin, enthalte. Diese Gifte würden wie Rauschdrogen wirken. Beim Verzehr wären u. a. Erbrechen, Bauchkrämpfe, geistige Verwirrung, Depression und schließlich der Tod durch Herzstillstand zu erwarten.

Nun kann sich auch ein Wissenschaftler selbstverständlich einmal irren, Fakten können falsch eingeschätzt oder versehentlich vertauscht werden. Möglicherweise hatte Siebert auch einfach die Spezies verwechselt und eine ganz andere Lycium-Pflanze untersucht. Was diesen besonderen Fall jedoch so interessant macht, ist die Tatsache, dass bereits ein Jahr später, im Jahre 1891, von einem anderen Wissenschaftler namens Schütte eindeutig nachgewiesen wurde, dass die Untersuchungsergebnisse seines Kollegen völlig haltlos und eindeutig falsch waren.* Zwar seien tatsächlich geringste Atropin-Spuren in Lycium barbarum nachzuweisen, diese lägen jedoch weit unterhalb jeglicher toxikologischen Relevanz. Eine Gefährdung für die Gesundheit sei daraus nicht zu erwarten.

Doch dann beginnt dieser Irrtum sich zu verselbstständigen: Noch heute, nach über 116 Jahren, sind die einmal in Umlauf gesetzten Fehlinformationen in ungezählten deutschsprachigen Veröffentlichungen nachzulesen. Nahezu regelmäßig, wenn wir eine botanische Publikation über Giftpflanzen, Rauschdrogen oder

* Nachweis mittels Dragendorffs Reagenz- und IR-Spektren

Pflanzengifte aufschlagen, stoßen wir auf *Lycium barbarum* oder *Bocksdorn* als eine als hochgradig giftig beschriebene Pflanze. In manchen Pflanzenbüchern werden sogar lange Listen von Symptomen genannt, die der Genuss dieser Pflanze zur Folge haben soll. Dazu werden nicht selten sämtliche domestizierten Säugetiere aufgezählt, die unweigerlich zugrunde gehen würden, falls sie von dieser Pflanze fressen.

Im Zeitalter des Internets hielt diese Fehlinformation natürlich auch ihren Einzug in unzählige Portale. Fast überall finden sich dort die gleichen irreführenden Aussagen, die offensichtlich immer wieder der eine vom anderen abschreibt.

Nun, inzwischen gibt es selbstverständlich neuere, seriöse und übereinstimmende Forschungsarbeiten von kompetenten Wissenschaftlern aus verschiedenen Ländern, welche die absolute Unbedenklichkeit dieser Früchte eindeutig belegen. Bei einigen dieser Untersuchungen und Analysen wurden Goji-Früchte aus ganz unterschiedlichen Regionen gründlichst unter die Lupe genommen [101]. Alle nachweisbaren Alkaloidspuren lagen, bei normalem Verzehr, weit unter jeglicher Wirksamkeitsgrenze für Mensch und Tier.

Bei näherer Betrachtung müssen wir erkennen, dass in vielen Pflanzen, von denen wir uns ernähren, geringe oder geringste Spuren gewisser Pflanzengifte enthalten sind. Dies ist auch bei den meisten Nachtschattengewächsen der Fall, zu denen Lycium barbarum zählt. Dabei handelt es sich jedoch in aller Regel um Mengen, die bei Menschen oder Säugetieren zu keiner Vergiftung führen. Bei manchen Nahrungspflanzen haben auch Züchtungen den Giftanteil reduziert. Die Pflanzen selbst produzieren solche Stoffe zur Selbstabwehr gegen allzu gefräßige Insekten, gegen Viren, Bakterien oder Pilzbefall. Heute wissen wir, dass diese „Gifte" ihre Schutzwirkung auch auf uns Menschen übertragen. So wird vielen von ihnen inzwischen eine äußerst gesundheitsfördernde Wirkung bescheinigt. Grundsätzlich findet hierbei die alte Weisheit des Paracelsus ihre Bestätigung: *Allein die Dosis macht das Gift.*

Es mag interessant sein, dass sich die Aussage der genannten Dissertation über die Giftigkeit fast nur im deutschsprachigen Raum verbreitete und über 100 Jahre weitergegeben wurde. In allen anderen Ländern, in denen es ja ebenfalls traditionell eine rege botanische und pharmakologische Forschung gibt, ist diese obskure Giftgeschichte offensichtlich nie angekommen, zumindest nicht in der entsprechenden Fachliteratur. Dies mag einer der Gründe dafür sein, warum man heute in den meisten EU-Ländern kein Problem darin sieht, Goji-Beeren (Lycium barbarum), nach teilweise eingehender Prüfung, als gesundes Nahrungsmittel zu akzeptieren.

Im nächsten Abschnitt folgen einige interessante Informationen zur Unbedenklichkeit von Goji-Beeren.

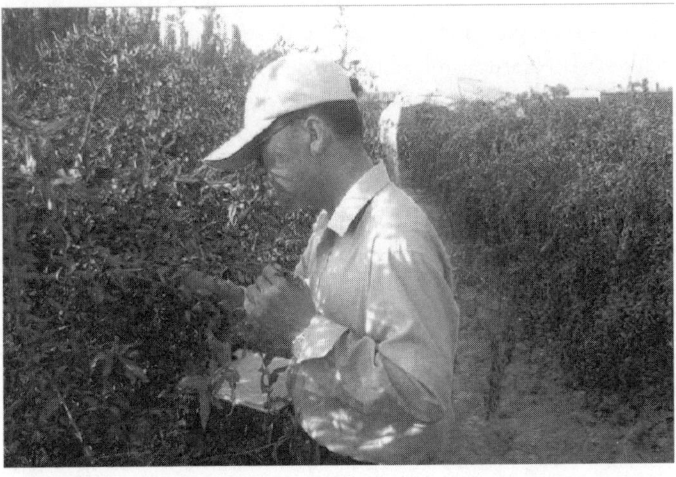

Ein Wissenschaftler untersucht das Wachstum an Goji-Sträuchern

Toxikologische Beurteilung von Goji *(Lycium barbarum)*

Übersetzung der im Juli 2007 veröffentlichten Internetseite
http://www.gojimedia.com.au/science
zur Frage und Beurteilung der Toxizität (Giftigkeit) von Goji-Beeren (Lycium barbarum berries)

Goji wird seit 2500 Jahren als traditionelles Nahrungsmittel und Naturheilmittel verwendet, ohne dass sich irgendeine spezifische Toxizität (Giftigkeit) gezeigt hätte. In der führenden, von der US-Regierung eingerichteten Datenbank globaler wissenschaftlicher Literatur war unter 86 entsprechenden Abhandlungen [a)] und Textbüchern der traditionellen orientalischen Kräutermedizin und Naturheilkunde [b)–i)] keinerlei Hinweis auf eine bekannte Toxizität zu finden. Goji kann in den USA als Nahrungsergänzungsmittel verkauft werden und ist in der Liste handelsüblicher Kräuter (Herb of Commerce) [i)] als GRAS (Generally Recognized As Safe = allgemein als sicher anerkannt) eingetragen. Kürzlich haben die niederländischen Behörden [j)] und die „Behörde zur Sicherheit von Nahrungsmitteln" in Großbritannien die Goji-Frucht aufgrund ihres langzeitigen traditionellen Verzehrs und ihrer Unbedenklichkeit als Nahrungsmittel klassifiziert (im Gegensatz zu „Novel Foods" – neuartigen Nahrungsmitteln, die vor ihrer Zulassung erst auf ihre Unbedenklichkeit geprüft werden müssen).

Die getrockneten reifen Früchte der Goji-Pflanze werden in China, Korea und Japan weithin für medizinische Zwecke sowie als „Functional Food" verwendet [l)]. (Unter funktionellen Nahrungsmitteln versteht man Nahrungsmittel mit speziellen gesundheitsfördernden Wirkungen.) Das wissenschaftliche Studium der Goji-Pflanze hat eine lange Tradition und sie hat auch in neuerer Zeit vermehrt das Interesse von wissenschaftlichen Experten auf sich gezogen. Unter den verschiedenen überlieferten Texten findet sich in Li Shi-zens *Compendium of Medica* Lycium barbarum als hochrangiges therapeutisch-medizinisches Mittel erwähnt, das Leber und Nieren stärkt, Energie schenkt und das Sehvermögen verbessern kann. Shennongs klassisches Werk *Materia Medica (Shennong Bencaojing)* führt ebenfalls auf, dass die „langzeitige Einnahme von Goji zur Beweglichkeit (Agilität) und Langlebigkeit beitragen kann". Lycium barbarum wurde von verschiedenen Institutionen als traditionelles chinesisches Heilmittel untersucht und es wurden ihm bioaktive Eigenschaften wie antioxidative, hypoglykämische und immunologische Wirkungen bescheinigt [m)].

Die erwähnten Abhandlungen und Textbücher zitieren die traditionellen förderlichen Aspekte von Goji, ohne irgendwelche toxischen Eigenschaften aufzuzeigen [b)-c)]. Dr. Subhuti Dharmananda, Direktor des Instituts für Traditionelle Medizin (ITM) in Portland, Oregon (USA), ein Experte der Traditionellen Chinesischen Medizin, hat viele Aufzeichnungen und Studien über Goji überprüft, einschließlich übersetzter chinesischer Abhandlungen. Er kam zu dem Ergebnis, dass die Goji/Lycium-Frucht den grundlegenden toxikologischen Studien [n)] zufolge keinerlei Toxizität (Giftigkeit) aufweist. In der Tat liegt die LD 50 bei der Injektion einer sehr hohen Dosis von 8,3 g pro 1 kg Körpergewicht. Dies entpräche einer Injektion von ca. 500–750 g beim Menschen [b)]. Damit gilt Lycium barbarum als sehr sicher für den Verzehr.

Dr. Dharmanada erwähnte jedoch auch, dass die Goji Frucht – obwohl sie nicht toxisch ist – nicht völlig von der Möglichkeit seltener Überempfindlichkeitsreaktionen freigesprochen werden kann. Eine Prüfung der Literatur auf der PubMed-Webseite [a)] über Lycium barbarum zeigt andererseits, dass die Frucht vor allem als Mittel eingesetzt wird, um Reaktionen der Leber auf Gifte auszugleichen [o)].

Zusammenfassend kann und muss gesagt werden, dass der Verzehr von Goji unbedenklich ist und dass von keinerlei bekannter Toxizität berichtet wird.

a) http://www.ncbi.nlm.nih.gov/sites/entrez

b) Zhu, You-Ping: *Chinese Materia Medica – Chemistry, Pharmacology and Applications.* Harwood Academic Publishers, Reading, Berkshire, 1998. Seite 642–646. ISBN-10: 9057022850, ISBN-13: 978-9057022852.

c) Change, Hson-Mou/But, Paul Pui-Hay: *Pharmacology and Applications of Chinese Materia Medica.* World Scientific Publishing, Singapore, rev. edition 2000. Seite 852–854, ISBN-10: 9810236921, ISBN-13: 978-9810236922.

d) Bensky, Dan/Gamble, Andrew: *Chinese Herbal Medicine – Materia Medica.* Eastland Press, Seattle, USA, rev. edition 1993. Seite 333–334. ISBN-10: 0939616157, ISBN-13: 978-0939616152.

e) *Chinese Medicated Diet.* Publishing House of Shanghai College of Traditional Chinese Medicine. Seite 634–636 (ohne Jahresangabe).

f) Qi, Wang/Lin, Dong Zhi: *Teaching Materials for International Advanced Training Course in Europe. Modern Clinic Necessities for Traditional Chinese Medicine.* China Ocean Press, Beijing, China, 1990. Seite 28–31.

g) Wang, Zigui: *The Magic Lycium Barbarum from Ningxia Province* (ohne Jahresangabe).

h) Inagaki, I./Shimada, T./Shimano, M./Nagasawa, M.: *Pharmacognosy.* Nankodo Publ., Tokyo, Japan, 1979.

i) Mc.Gaffin, M.: *Herb of Commerce.* The American Herbal Product Association, Silver Spring, MD, USA, 2000.

j) Recommendation by Centre for Substances and Integrated Risk Assessment of National Institute of Public Health and Environment in The Netherlands dated 6, 2004. (Aanbevolen door het Centrum voor stoffen en geintegreerde risicoinschatting van het Nationaal Instituut voor Openbare Gezondheid en Milieu in Nederland op 6 October 2004.)

k) http://www.food.gov.uk/news/newsarchive/2007jun/goji

l) Phytochemical analysis, PCA, Publ. Wiley, England, 2006 Sept; 17(5) Seite 279–283.

m) Pu, Se: Zhonggno hua xue hui (Chinese journal of chromatography), China, 2005 Jul; 23(4) Seite 415–417.

n) http://www.itmonline.org/arts/lycium.htm

o) Dharmananda, Dr. Subhuti: *Persönliches Gespräch mit Dr. Subhuti Dharmananda,* Juli 2007.

Übersetzung dieser Internet-Seite ins Deutsche: Shalila Sharamon & Bodo J. Baginski, Irland, August 2007.

Für den kritischen Leser sei hier noch eine weitere interessante Internet-Adresse genannt, auf der sich ein 58-seitiger Text (in englischer Sprache) über das Verfahren und die Entscheidung der Briten befindet, Goji-Beeren im Jahre 2007 als Nahrungsmittel zuzulassen: www.food.gov.uk/multimedia/pdfs/gojiberriesannx.pdf

Laut einer europaweiten Verordnung vom 15. Mai 1997 (EC 258/97) muss für jedes neu importierte Nahrungsmittel nachgewiesen werden, dass es in Europa bereits vor diesem Zeitpunkt in großen Mengen verzehrt wurde, bevor es offiziell verkauft werden darf. Ansonsten muss es sich einem langwierigen Prüfungsverfahren unterziehen, bevor entschieden wird, ob es für den europäischen Magen geeignet ist. Dabei spielt es keine Rolle, ob dieses Lebensmittel Menschen auf anderen Kontinenten schon seit Jahrhunderten oder gar Jahrtausenden als Nahrung diente.

In der britischen Dokumentation belegen 36 Firmen aus Großbritannien und einige Privatpersonen, seit über zehn Jahren Goji-Beeren importiert, angeboten, verkauft und verzehrt zu haben, darunter die größte englische Supermarktkette *Tesco* und die *Health Food Manufacturers Association.* Schließlich kamen die zuständigen Behörden nicht umhin, den Handel mit Goji-Beeren in Großbritannien ab Juli 2007 offiziell zu erlauben. Irland richtet sich in solchen Angelegenheiten in aller Regel nach der Entscheidung der Briten aus. Zuvor vollzog sich der Verkauf in einer gewissen unbeachteten Grauzone.

Ein Sieg der Vernunft, wie wir meinen. Die Niederlande hatten diesen Schritt bereits 2004 vollzogen. Es ist mehr als wahrscheinlich, dass sich andere EU-Staaten dieser Einschätzung anschließen, was der Gesundheit vieler Menschen zugute käme. Wer könnte ein anderes Lebensmittel nennen, das ein derart breites Spektrum an gesundheitsfördernden Inhaltsstoffen aufweist, das leicht zu beschaffen, wohlschmeckend und derart günstig im Preis ist?

Die optimale Tagesration an Goji-Beeren

Das richtige Maß ist oft der Schlüssel zum besten Ergebnis. Überlieferte Erfahrung und moderne Forschung lehren: *Die Menge an getrockneten Goji-Beeren, die in eine Hand passt, entspricht in etwa einer optimalen Tagesration.* Bei einem großen Menschen ist dies mehr als bei einem kleinen Erdenbewohner oder bei einem Kind. So ist dieses Maß nahezu immer passend. Bei den meisten Erwachsenen entspricht es ca. 20 – 30 Gramm Beeren pro Tag. Etwas mehr oder weniger ist überhaupt kein Problem. Regelmäßigkeit ist jedoch anzuraten, wenn wir die Beeren um ihrer Wirkung willen zu uns nehmen.

Wir möchten aber auch erwähnen, dass bei einigen der wissenschaftlichen Studien die optimale tägliche Menge an Goji-Beeren bei ca. 50 Gramm lag, um gewisse therapeutische Effekte zu erzielen. Zudem fanden Wissenschaftler heraus, dass manche Inhaltsstoffe der Beere erst bei Erwärmung bzw. Erhitzung voll erschlossen, andere dadurch jedoch vermindert werden. Somit wäre es gewiss kein Fehler, Goji-Beeren – wie auch traditionell in China üblich – hin und wieder in unterschiedlicher Form zu verzehren: einfach gekaut oder als Tee gekocht, in einer Suppe, im Gemüse, in Salaten, im Müsli usw. oder auch als Presssaft aus frischen Beeren. Hierbei können wir ruhig einmal einiges ausprobieren. Shalila nimmt sie gerne über Nacht eingeweicht. Die Süße ist so weniger intensiv und die Kerne werden leichter aufgeschlossen, um an die darin enthaltenen essentiellen Fettsäuren zu kommen. Für ein schnelles Einweichen, das jedoch nicht bis in die Kerne vordringt, reichen schon 20 Minuten aus.

Unsere eigene Erfahrung lehrte uns mehrfach: Zu viel führt nicht immer automatisch zu besseren Ergebnissen. Aßen wir beispielsweise zu außergewöhnlichen Testzwecken einmal mehr als 200 Gramm Goji-Beeren am Tag (dies entspricht etwa der 7-fachen Tagesdosis), ging es uns zwar nicht schlecht, aber danach hatten wir ein oder zwei Tage lang einfach keinen Appetit mehr darauf. Unser Körper brauchte offensichtlich erst einmal eine Pause, um all die Inhaltsstoffe zu verarbeiten. Wer zu Durchfällen neigt, bei dem mag eine höhere Dosis – ähnlich wie bei manchen anderen Obstsorten – zu losen Stühlen führen.

Bei Safterzeugnissen aus Goji-Beeren oder bei Goji-Pulver in Kapselform empfehlen wir, die Dosierungsangaben auf den Verpackungen einzuhalten. Diese Produkte sind zuvor durch viele Testphasen gelaufen und die Angaben entsprechen in aller Regel einem wohldosierten Standard.

Shalilas Goji-Smoothie und weitere Anregungen für den Verzehr

Goji-Beeren können zu jeder Zeit und in jeder Form verzehrt werden – sie schmecken in Suppen, Soßen und Salaten ebenso wie im selbtgebackenen Brot, Kuchen und im Pudding oder als Rum-Beeren in Eiscreme. Manche mögen sie sogar mit Spiegeleiern oder auf der Pizza. Ein Freund kam auf die Idee, Goji-Beeren mit Pepperonis zu verzehren, die er über alles liebt, und eine ältere Dame isst sie am liebsten zusammen mit schwarzer Schokolade – ein wahrer Genuss, wie sie immer wieder betont. Der Phantasie sind hier keine Grenzen gesetzt. Die meisten Menschen essen die getrockneten Beeren jedoch einfach so, pur, als Snack oder Nascherei.

Eingeweicht ist ihre Süße weniger intensiv. Die Beeren saugen sich schon binnen 20 Minuten weitgehend mit Wasser voll. Das Einweichwasser sollte immer mitverwendet werden. Wie jede Nahrung sollten auch Goji-Beeren gut gekaut und eingespeichelt werden, damit alle Inhaltsstoffe optimal erschlossen werden können. Der enzymreiche Speichel dient der Vorverdauung im Mund und erleichtert die Aufnahme der Nährstoffe im Darm.

Wer Goji-Beeren für sich genommen verzehrt, sollte besonders darauf achten, die winzigen ölhaltigen Kerne zu knacken und gut mit den Zähnen zu zermahlen. Die Carotinoide in der Beere sind fettlöslich und können nur mit Hilfe von Ölen oder anderen Fetten verwertet werden. Auch könnten wir die Beeren vor dem Verzehr mit ein paar Tropfen Öl beträufeln (ein wenig genügt schon) oder sie zusammen mit einigen Nüssen zu uns nehmen.

Für die Zubereitung von Tee sollten die Beeren fünf Minuten lang gekocht werden. Einige der bioaktiven Substanzen werden durch den Kochvorgang stärker freigesetzt, andere werden allerdings dadurch vermindert. Goji-Tee wird durch einen Spritzer Zitronen- oder Limonensaft geschmacklich aufgewertet. Auch das Einweichen oder Kochen in Milch macht bestimmte Stoffe leichter zugänglich. So können wir mit vielen verschiedenen Arten des Verzehrs experimentieren.

Shalila fügt die Beeren ihrem täglichen Smoothie hinzu. Smoothies sind eine wunderbare Möglichkeit, sich mit einer einzigen Mahlzeit eine große Vielfalt an Nährstoffen in einer schmackhaften und leicht verwertbaren Form zuzuführen, und sie werden auch von Kindern geliebt. Alles, was wir außer den Zutaten dafür brauchen, ist ein Mixer.

Shalilas Goji-Smoothie

Bereits bevor ich der Goji-Beere begegnete, habe ich jeden neuen Tag mit einem Smoothie begonnen und mich damit phantastisch gefühlt. Ich muss jedoch zugeben, dass erst mit dem Zusatz von Goji-Beeren die Multivitamin/Mineraltabletten endgültig im Schrank blieben. Hier ist also das Rezept, vollgepackt mit Superfoods und anderen natürlichen Kraftpaketen:

3–4 geh. Esslöffel Goji-Beeren
1 geh. Esslöffel Rosinen
einige entsteinte, getrocknete Pflaumen
2 geh. Esslöffel Sonnenblumenkerne
2 geh. Esslöffel Kürbiskerne
2 geh. Esslöffel Walnüsse

3–5 Paranüsse
1 Esslöffel Leinsamen
andere Nüsse nach Belieben

Dies alles wird gewaschen und über Nacht eingeweicht. Die Nüsse und Kürbiskerne sollten von den übrigen Zutaten getrennt eingeweicht und das Einweichwasser weggeschüttet werden. Danach noch einmal gut mit Wasser spülen, bevor sie in den Mixer kommen. Samen und Nüsse verlieren bei einem Einweichvorgang über 8–12 Stunden enzymhemmende Substanzen, die nicht nur ihre eigene Verdaulichkeit, sondern auch die anderer, gleichzeitig verzehrter Nahrungsmittel beeinträchtigen. Diese Substanzen verhindern im natürlichen Kreislauf eine Keimung, bevor die Bedingungen stimmen. Auch widersetzen sie sich damit einer Verdauung im Tierkörper, der ja nur als Träger des Samens dienen soll. Das Einweichwasser signalisiert dagegen den Samen, dass nun die richtige Art der Feuchtigkeit für die Keimung zur Verfügung steht, und die Säure wird abgebaut.

Das Einweichwasser der Beeren, Pflaumen, Rosinen und Leinsamen sollte dagegen mitverwendet werden, da es voll von Nährstoffen ist. Beim Einweichen von Leinsamen treten zudem beruhigende, entzündungshemmende und verdauungsfördernde Schleimstoffe in das Einweichwasser aus.

Nach dem Einweichen kommt die Mischung in den Mixer und Folgendes wird hinzugefügt:

1 reife Banane
1 Orange
sonstiges Obst oder Beeren nach Belieben (Mango ist besonders lecker)
1 Esslöffel Melasse
1 Eierbecher Blaubeersaft
1 Eierbecher Sanddornsaft und/oder Acerolasaft
1 Eierbecher Cranberrysaft (Preiselbeersaft)
(alle Säfte sollten aus ungesüßtem, reinem Presssaft bestehen)
Ich füge manchmal noch etwas reines Kakaopulver hinzu. Auch mit Gewürzen wie Kardamom, Anis, Vanille oder Zimt können wir experimentieren.

Das Ganze wird nun auf höchster Stufe im Mixer so lange vermischt und zerkleinert, bis keine größeren Stückchen mehr vorhanden sind (circa eine halbe bis eine Minute). Falls der Brei zu dickflüssig ist, kann etwas mehr Saft oder auch Wasser hinzugefügt werden. Die angegebenen Mengen füllen eine kleine Schüssel und sind eine Mahlzeit für sich. Natürlich können wir mehr oder weniger davon herstellen und auch die Zutaten dürfen nach Belieben abgewandelt werden. Der halbflüssige Brei sollte sofort verzehrt werden, jedoch nicht getrunken, sondern gut gekaut und eingespeichelt.

Dieses Rezept versorgt den Körper mit einem phantastischen Reichtum und einer außerordentlichen Vielfalt an Vitaminen, Mineralien und Spurenelementen, essentiellen Fettsäuren und Aminosäuren sowie anregenden, schützenden und heilenden Phytochemikalien für Magen und Darm, Leber, Nieren und Blase, Gehirn und Nerven, Augen, Haare und Haut, für die Hormonproduktion, das Immunsystem und den Schutz vor freien Radikalen – kurzum, ein Elixier für den gesamten Körper.

Das Rezept mag auf den ersten Blick recht aufwendig erscheinen. Wenn jedoch die Zutaten erst einmal alle zur Verfügung stehen, geht es ganz schnell. Die Nüsse und Kerne könnten beispielsweise schon vorher in einem großen Einmachglas vermischt und für den jeweiligen Gebrauch aufgehoben werden. Es dürfte wenige Rezepte geben, die kraftvoller sind, und die Goji-Beere ist zweifellos das Tüpfelchen auf dem i.

Goji-Produkte – vom Goji-Kaffee bis zum Goji-Likör

Die menschliche Natur ist erfinderisch und so hat auch die gehaltvolle Goji-Beere manchen Geist zu immer neuen Ideen der Verarbeitung und Verwendung inspiriert. Vor allem in China, wo die Beere seit Jahrhunderten kultiviert und angebaut wird, entwickelte sich eine große Vielfalt an Goji-Produkten.

In den Anbaugegenden bietet fast jeder noch so kleine Laden die unterschiedlichsten Goji-Produkte an, und auch im restlichen China sind sie überall zu finden. Neben getrockneten Goji-Beeren in verschiedenen Packungsgrößen gibt es Goji-Tees, auch bereits fertig im Teebeutel. Goji-Kaffee erfreut sich ebenfalls großer Beliebtheit. Koffein enthält der Goji-Kaffee natürlich nicht, dafür aber die anregenden und vitalisierenden Inhaltsstoffe der Goji-Beere. Dazu werden Goji-Müsliriegel angeboten sowie für kleine Schleckermäuler Goji-Bonbons und sogar Goji-Kaugummis. Neuerdings bieten chinesische Hersteller aufgepuffte Goji-Beeren, die ähnlich erzeugt werden wie Puffmais oder Puffreis, in kleinen Tüten als Snack an.

Die Beere fand auch Einzug in viele Konfitüren mit unterschiedlichsten Fruchtmischungen ebenso wie in scharf-fruchtige Fertigsoßen. Presssäfte aus Goji-Beeren werden größtenteils gewinnbringend exportiert. In China selbst werden solche Säfte meist zu hochwertigen Weinen, Likören oder zu besonderen Schnäpsen verarbeitet. Die Flaschen werden nicht selten in edelsten, rot bedruckten Kartonagen für ganz besondere Anlässe bereitgehalten und unter Namen wie „Hochzeitswein“, „Luxus-Festlikör“ oder „Goji-Gesundheits-Schnaps“ angeboten. Solche Spirituosen liefern trotz des Alkohols eine große Anzahl gesundheitsfördernder Inhaltsstoffe. Darüber hinaus produzieren die Chinesen einen besonders hochwertigen Essig aus Goji-Wein in verschiedenen Geschmacksrichtungen.

Wenn Goji-Beeren ausgepresst werden, bleiben die winzigen Kerne übrig. Sie weisen einen hohen Anteil an essentiellen Fettsäuren auf. Da bei der Saftherstellung Milliarden dieser ölhaltigen Winzlinge anfallen, lohnt es sich, sie in einem speziellen Verfahren auszusondern und auszupressen. Das gewonnene Öl wird in China als hochwertiges und gesundes Pflanzenöl zum Verzehr angeboten und auch in Kosmetika verarbeitet.

Chinesische Apotheken bieten auch bereits Goji-Pillen an. Dabei handelt es sich um getrocknete, zu feinem Pulver zermahlene Goji-

Beeren, die in Tabletten gepresst oder in Reisstärke-Kapseln gefüllt konsumiert werden. Für ältere oder zahnlose Menschen mag dies eine gute Alternative sein. Zudem lassen sich die Kapseln öffnen, und das gemahlene Pulver kann leicht Speisen oder Getränken beigemischt werden. Wie man ein Pulver selbst herstellen kann, beschreiben wir in dem Kapitel „Ernte und Verarbeitung der Goji-Beere". Auch spezielle Auszüge der Goji-Beere, wie beispielsweise die begehrten Polysaccharide, gibt es in verschiedenen Konzentrationen in Kapselform zu kaufen.

Doch schauen wir einmal in andere Länder, z. B. in die USA, nach Kanada, Australien oder Japan: Fast unbemerkt von uns Europäern hat sich dort innerhalb kürzester Zeit eine wahre Goji-Kultur entwickelt. Dutzende von Firmen bieten inzwischen eine Vielzahl von Goji-Produkten an und die Nachfrage nach Erzeugnissen dieser besonderen Beeren steigt weiterhin steil an. Viele dieser Firmen sind im Internethandel tätig und einige werben bereits im Fernsehen für Goji-Erzeugnisse. Überall ist man sich einig: Ein wohlschmeckendes Naturprodukt mit einer derart reichhaltigen und hochwertigen Nährstoffkombination ist eine echte Novität.

Vor allem in der stets gut informierten Film- und Musikszene wurde in Windeseile der Wert der korallenroten Beeren in Bezug auf Gesundheit, Wohlbefinden und Schönheit erkannt. Viele VIPs greifen ja begeistert alles auf, was eine jugendliche Erscheinung zu fördern und zu erhalten verspricht. So wurden auch auf Filmgalavorstellungen bereits Goji-Informations- und -Verkaufsstände gesichtet. Einige der Stars und Sternchen wurden mit einer Flasche Goji-Saft abgelichtet, und entsprechende Schnappschüsse werden von den Anbieterfirmen gerne vorgezeigt oder sogar im Internet als Werbung veröffentlicht.

Goji-Säfte erfreuen sich besonders in den USA großer Beliebtheit. Sie werden oft aus getrocknetem Goji-Pulver oder Goji-Konzentrat hergestellt, da hierdurch Frachtkosten eingespart werden. Doch wird auch frischer Presssaft angeboten. Einige Anbieter sind kürzlich dazu übergegangen, die bei der Pressung anfallenden Fruchtfleischreste (Trester) dem Saft wieder beizumischen, um die

Gesamtheit der Inhaltsstoffe zu erhalten. Andere verlängern ihre Säfte mit Apfel- oder Birnensaft oder auch einfach mit Wasser. Es ist somit empfehlenswert, auf die Informationen auf den Verpackungen zu achten, um festzustellen, wie viel Goji-Saft tatsächlich in der Flasche enthalten ist. Es sind ja nicht die schönen Verpackungen, die uns die begehrten Inhaltsstoffe liefern, sondern deren Inhalt. Eine Firma in China erwähnt eine einfache Methode, um die Reinheit von Goji-Säften festzustellen: Eine 1 %ige Lösung von natürlichem Goji-Saft zeigt bei Bestrahlung mit einer UV-Lampe ein grün-fluoreszierendes Licht.

Manche Firmen stellen auch durchaus sinnvolle Saftmischungen her. Beigemischt werden beispielsweise Kiwi, Passionsfrucht, Granatapfel, Acai, Mangostene, Maca, Kawa-Kawa, Cranberries, Blaubeeren und einiges mehr – wobei es die Hersteller nicht versäumen, *ihre* spezielle Mischung als die jeweils gesündeste herauszustellen. Leider spiegelt sich der angepriesene gesundheitliche Wert auch im Preis wider. Selbst Jahresabonnements zur kontinuierlichen Versorgung mit der jeweiligen speziellen Saftmischung werden offeriert. Ob das gewünschte Ergebnis aber dann so viel besser ist, als wenn wir täglich eine Handvoll Goji-Beeren gegessen hätten, können wir nicht garantieren. Zumindest hätte der tägliche Verzehr von getrockneten Beeren in aller Regel nur einen Bruchteil der angebotenen Säfte gekostet. Generell gilt: Komplizierte und langwierige Verarbeitungsverfahren werten ein Naturprodukt selten auf. Naturbelassenes lässt sich tatsächlich äußerst selten verbessern.

Ähnlich wie in China gibt es auch in den USA, in England, Kanada, Japan und Australien unterschiedlichste Goji-Müsliriegel, meist aus einer Mischung von Getreiden, Sirup und Goji-Beeren bestehend. Es werden Frühstücks-Müslis mit Goji-Beeren angeboten, auch glutenfrei und für Veganer geeignet. Kokosnuss-Brotaufstriche mit Goji-Beeren sind ebenfalls zu haben. Ein Blick ins Internet oder in den Bioladen wird uns über die neuesten Goji-Kreationen auf dem Laufenden halten.

Darüber hinaus gibt es auch in den USA erste Goji-Kosmetik- und -Pflegeprodukte, wie Gesichts- und Körpercremes. Weitere werden mit großer Wahrscheinlichkeit folgen. Auch Produkte zur „Schönheit von innen“ werden vielleicht schon bald mit Goji-Beeren angereichert werden.

Goji-Beeren für Tiere

In amerikanischen Zoohandlungen sind bereits Goji-Beeren für Haustiere, wie Hunde, Katzen, Affen, Kaninchen, Papageien, Meerschweinchen usw. im Angebot. Dass die Inhaltsstoffe auch bei Tieren wirken, ist schon aus den wissenschaftlichen Untersuchungen mit Tieren zu ersehen (damit möchten wir Tierversuche nicht generell rechtfertigen). Auf vielen amerikanischen Internetseiten zur Haustierhaltung werden Goji-Beeren für Vier- und Zweibeiner angepriesen. Als Zufütterung an Fische liegen uns derzeit noch keine Erkenntnisse vor.

Aber welche Dosis ist für welches Tier passend? Gemessen am Menschen können wir in etwa folgendes Richtmaß festlegen: Täglich 5 bis 6 getrocknete Goji-Beeren pro kg Körpergewicht eines Tieres wäre eine angemessene Ration. Nachbars Hund ist immer ganz wild auf Goji-Beeren und auch die Meerschweinchen fressen sie – doch manche Tiere mögen keine Beeren, wie ihnen auch sonst nicht jedes Futter schmeckt. Möchten wir unseren kleinen Lieblingen dennoch mit der Goji-Beere Gutes tun, könnten wir sie dem Futter in Pulverform beimischen. Eine kleine Warnung: Auch bei Tieren kann die Sexualität durch Goji-Beeren angeregt werden. Für Tierzüchter könnte dies jedoch ein interessanter Aspekt sein.

Beschreibung der Pflanze, die uns die Goji-Beeren schenkt

Lycium barbarum gehört zur Familie der Nachtschattengewächse, der gleichen Familie, der auch die Tomate, Kartoffel, Aubergine, Paprika, der Chilipfeffer, Tabak oder die Petunie angehören. Mehr als 90 verschiedene Zier- und Nahrungspflanzen aus dieser Gattung sind bekannt, die sich in über 2000 Arten auf allen Kontinenten verbreiteten. Dazu zählen die etwa 80 verschiedenen Lycium-Spezies, von denen mindestens zwei essbare Früchte tragen: Lycium barbarum und Lycium chinense. Viele Botaniker katalogisieren diese beiden Arten jedoch als ein und die gleiche Spezies. Die Unterschiede sind in der Tat gering: Die Früchte des Lycium-barbarum-Strauches sind gewöhnlich ein wenig größer, länglicher und etwas weniger süß als die des Lycium-chinense-Strauches.

Der amerikanische Goji-Experte Gerry Young schreibt in seinem Buch *Ningxia Wolfberry – the ultimate Superfood*[96] (Seite 24), dass der Gehalt an Nährstoffen und bioaktiven Substanzen in der Lycium-chinense-Frucht geringfügig unter dem der Lycium-barbarum-Beere liegt. Bei einem von ihm in Auftrag gegebenen Test zur Messung des antioxidativen Potentials (ORAC)[119] zeigten sich dagegen bemerkenswerte Unterschiede. Obwohl die Werte beider Spezies weit über alle anderen getesteten Nahrungsmittel hinausgingen, lagen sie bei den Lycium-barbarum-Beeren noch um ein Drittel höher. Young erwähnt zudem, dass beide Arten in der Traditionellen Chinesischen Medizin seit Jahrtausenden wegen ihrer hervorragenden Wirkung geschätzt werden. Über all die anderen Lycium-Spezies ist selbst in den umfangreichsten Botanik-Datenbanken außer den Namen sehr wenig an detaillierten Informationen zu finden.

Der raschwüchsige Lycium-barbarum-Strauch wird zwischen 2 und 4 m hoch, wobei der Stamm nach einigen Jahren einen Durchmesser von 10–20 cm erreichen kann. Seine Äste sind meist bogenförmig herabhängend, im unteren Bereich gewöhnlich mit Dornen versehen. Seine Blätter, die im Herbst abfallen, sind länglich, lanzettenartig, in der Mitte am breitesten und können zwischen 3 und 10 cm lang sein. Die auf Stielen stehenden Blüten sind meist fünfblättrig und können von Hellpurpur über Violett bis hin zu Schmutzigviolett gefärbt sein. Die Bestäubung wird von Bienen und Hummeln besorgt, aber auch eine Selbstbestäubung ist möglich. Die Sträucher blühen von Juni oft bis in den Herbst hinein; von August bis zum ersten starken Frost können die Beeren geerntet werden. Die Früchte sind im reifen Stadium korallenrot bis leuchtend rot und bergen in ihrem Innern 20–50 winzige Samenkerne.

Die Fortpflanzung geschieht über ihre Samen (oft durch Vogelkot fortgetragen) und über die Bildung von austreibenden Wurzelsprossen (sogenannten Rhizomen). Eine Anpflanzung ist auch über Stecklinge möglich. Die Pflanze liebt helle und warme Standorte und gedeiht gut auf durchlässigen armen Böden, aber auch auf nährstoff- und basenreichen Lehm- und Lössböden sowie auf steinigem Grund. Häufig finden sich diese anspruchslosen Pflanzen an alten Gemäuern, Burgen, Schutthalden und Bahnhöfen. Sie wachsen selbst in Höhen bis zu 4000 Metern. Obwohl in der Fachliteratur teilweise eine Empfindlichkeit gegenüber Salz angegeben wird, haben sie sich bis zu den Sanddünen der Meeresküsten ausgebreitet. Dabei ist der Busch winterfest und verträgt Temperaturen von minus 27° bis plus 38,5 °C ohne erkennbare Schäden. Im Innern der Sträucher entstehen immer wieder trockene Äste, gleichzeitig wachsen neue frische Zweige nach. Dadurch entsteht im unkultivierten Zustand ein nahezu undurchdringliches Buschwerk, woraus wahrscheinlich der Name *Filzkraut* entsprang. Dieses Dickicht wird von Vögeln gerne als geschützter Brutplatz angenommen, die sich dann wiederum an den Beeren gütlich tun und den Strauch über ihren Kot verbreiten.

Wie alt wird wohl solch ein Strauch? Uralt – wie die meisten Sträucher. Außerdem strecken sich immer wieder neue Austriebe, die schon oben erwähnten Rhizome, aus den Wurzeln dem Licht entgegen, was zu einer ständigen Regeneration der Sträucher führt.

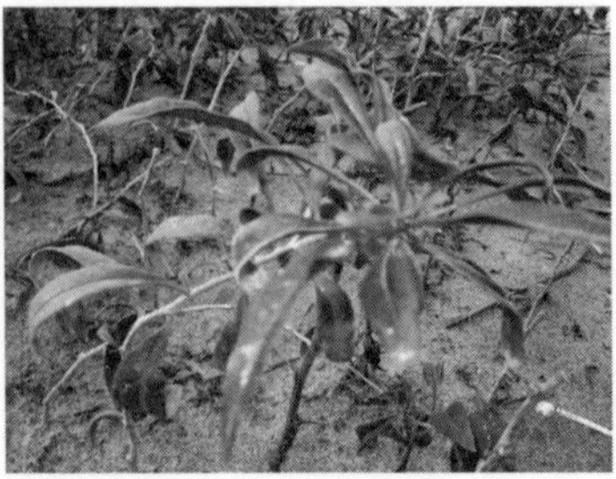

Junge Goji-Pflanze

DIE HUNDERT NAMEN DER GOJI-PFLANZE

Pflanzenfamilie: *Solanaceae* = Nachtschattengewächse

Pflanzengattung: *Lycium* = Bocksdorne

Art: *Gemeiner Bocksdorn*

Lateinischer Pflanzenname: *Lycium* barbarum** L.****

Lateinische Pseudonyme: *Lycium sinense, Lycium halimifolium Mill.*

Lateinische Namen botanisch verwandter Spezies, die verschiedentlich der Goji-Pflanze zugeschrieben werden: *Lycium chinense, Lycium chinese, Lycium chinese Mill., Lycium europaeum, Lycium hispanicum, Lycium vulgare, Lycium turbinatum Veill., Lycium turbinatum Loisel., Lycium vulgare Dunal, Lycium flaccidum* und *Lycium yunnanese*

Lateinische Namen der Goji-Beere: *Fructus Lycii* oder *Fructus barbarum*

Internationale Pflanzennomen-Nummer: *22939*

Gebräuchliche Namen im deutschsprachigen Raum: *Lycium barbarum, Goji, Gemeiner Bocksdorn, Gewöhnlicher Bocksdorn, Chinesischer Bocksdorn, Buchsdorn, Wolfsbeere, Chinesische Wolfsbeere, Gemeiner Teufelszwirn, Chinesischer Teufelszwirn, Filzkraut, Bastard-Jasmin, Liebesbeere, Himalaja-Goji, Tibet-Goji*

Gebräuchliche Namen in anderen Ländern:

Großbritannien: *Lycium barbarum, Lycium Berries, Goji Berry, Wolfberry, Duke of Argyll´s Tea Tree, Chinese Box Thorn, Tibetan*

* Lycium = Gattung der Bocksdorne
* * barbarum = der Fremde, aus der Fremde kommend
* * * Das L. steht für den schwedischen Naturwissenschaftler Carl von Linné (bzw. Carl Nilsson Linnaeus oder Carolus Linnaeus, 1707–1778). Alle von ihm beschriebenen Pflanzen tragen den Zusatz L.

Goji, Common Matrimony Vine, Barbary Wolfberry, Cambronera, Barbary Box Thorn, Barbary Matrimony Vine, Vicar´s Tea Party

USA: *Lycium barbarum, Goji, Goji Berry, Gojiberry, Wolfberry, Chinese Wolfberry, Boxthorn, Desert Thorn, Matrimony Vine, Barbary Matrimony Vine, Tibetan Goji, Himalaya Goji, Ningxia Goji, Zhongning Wolfberry, Christmasberry, Love Berries, Happy Berry, Happy Goji, Squawberry, Old Man Berry, Love-Goji, Billiondollar Berry, Hallelujah Berry*

China: 枸杞子, *chinesisch Gouqi, Ning xia gou qi, Gou qui zi ko chi, Gou Qi Zi, Gou Gi, Goji Zi, Gou Gi Zi, Gou Ji Zi, Gau Gei Zi, Gou Zi, Gouji, Goji, Di Gu Pi, Himalaya Gojy Berries, Wolfberry, Zhongning Wolfberry, Chinese Wolfberry, Lycium barbarum, Lycium Eleagnus barbarum, Matrimony, Red Medlar, Red Diamond*

Tibet: *Dre-tsher-ma, Dre-tsher-mai-dre-bu, Goji, Gouji, Wolfberry, Lycium, Red Chinese Wolfberry*

Italien: *Lycium barbarum, Lycium Spina-santa di Barberia*

Frankreich: *Lycium barbarum, Lyciet de Barbarie, Lyciet commun*

Niederlande: *Lycium barbarum, Boksdoorn*

Dänemark: *Lycium barbarum, Almindeling Bukketorn*

Polen: *Lycium barbarum, Kolcowój szkartatny, Jagoda Goji, Szczesliwa jagoda*

Russland: *Lycium barbarum, Dereza*

Japan: *Kuko, Kuko no mi, Kuko no kajitsu, Kukoshi, Lycium, Wolfberry*

Malaysia: *Kaukichai*

Korea: *Kugicha, Gugija*

Thailand: *Gao-Gee*

Vietnam: *Ky tu, câu ky tu*

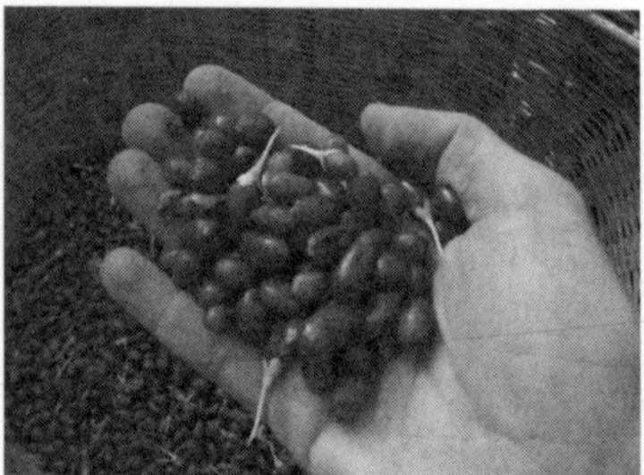

Eine Handvoll Goji-Beeren

Goji-Beeren aus dem eigenen Garten

Für viele Menschen ist kaum eine Erfahrung beglückender, als selbst angebaute, gesunde Nahrungsmittel aus dem eigenen Garten zu ernten und auf den Tisch zu bringen. Neben dem Erfolgserlebnis gibt dies die Gewissheit der absoluten Frische sowie auch die Sicherheit, dass diese Geschenke der Natur ohne Giftbelastung gewachsen sind. Wer dazu den immensen Wert der Goji-Beere schätzen gelernt hat, wird es freudig begrüßen, auch diesen Strauch in seinem Garten zu haben, um seine Goji-Beeren demnächst selbst ernten zu können. Hierzu möchten wir einige Tipps geben.

Das Beste zuerst: Der Goji-Strauch *(Lycium barbarum)* ist winterfest und wächst nahezu überall, doch werden sonnige Lagen bevorzugt. Grundsätzlich bieten sich vier Möglichkeiten an, um den Strauch im Garten anzusiedeln: Die einfachste und sicherste Möglichkeit besteht darin, eine Baumschule oder Gärtnerei ausfindig zu machen, die gut bewurzelte junge Lycium-barbarum-Pflanzen in Töpfen anbietet oder auf Wunsch besorgt. Des Weiteren gibt es Versand-Baumschulen oder auch entsprechende Anbieter im Internet. Die beste Pflanzzeit ist im Frühjahr.

Wer sich jedoch in der Natur gut auskennt, findet eventuell in seiner Umgebung einen wild wachsenden Lycium-barbarum-Strauch. Oder möglicherweise gibt es dieses begehrte Gewächs schon bei einem Nachbarn oder bei Freunden im Garten. Werden wir fündig, so können wir einen neuen Spross (Rhizom), der sich in der nahen Umgebung des Strauches ans Licht streckt, aus der Erde ausgraben und ohne Verzug im eigenen Grundstück einpflanzen. Zuvor sollte er auf etwa die Hälfte seiner Länge gekürzt werden. Diese Sprosse sind bereits bewurzelt und wachsen meist gut an, wenn sie genügend Wasser bekommen. Sollte der Erfolg dennoch ausbleiben, so hat es vielleicht am Wetter oder der falschen Pflanzzeit gelegen. Bei zu großer Trockenheit oder winterlichen Temperaturen wächst die

Pflanze möglicherweise nicht an. Ist es dagegen zu nass, kann sie verfaulen, besonders wenn sich die Nässe staut. Somit empfiehlt es sich, falls möglich, gleich mehrere dieser Sprosse umzusiedeln.

Des Weiteren ist es möglich, abgeschnittene Astspitzen von Lycium-barbarum-Sträuchern ca. 20–30 cm tief in den feuchten Erdboden zu stecken. Einige grüne Blätter sollten noch vorhanden sein, die Spitzen sollten etwas gekappt werden. Anzuraten wäre, diese Astabschnitte zuvor für einige Stunden ins Wasser zu stellen. Auch dieses Verfahren kostet nichts, doch braucht man zum Erfolg etwas Glück – will sagen, auch diese Methode klappt nicht immer auf Anhieb. Wir selbst haben jedoch auf diese Weise die meisten unserer Büsche erfolgreich angezogen. Auch auf den ausgedehnten Goji-Plantagen in China wird diese Methode vielfach angewendet.

Die letzte Möglichkeit, zum eigenen Goji-Strauch zu kommen, ist die Aussaat der winzigen Samen, die wir in den Beeren finden oder als Goji-Samen im Fachhandel bekommen. Wenn wir einen Versuch mit den getrockneten Beeren starten, legen wir diese zu-

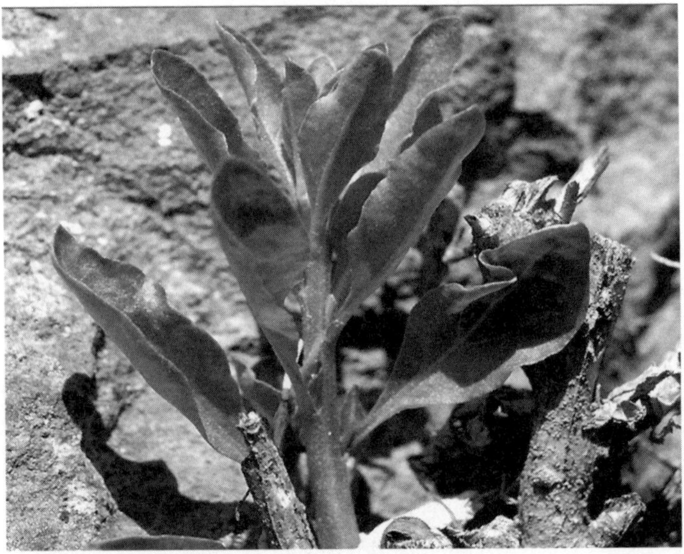

Junger Goji-Spross, China

nächst über Nacht ins Wasser. Am nächsten Tag sind diese dann aufgequollen und weich, so dass wir die winzigen Samenkörner sachte aus der Beere herauslösen können. Dann können wir die Samen ca. 1 cm tief in den Boden bringen und leicht mit Erde überdecken, oder aber wir drücken die Samenkörner lediglich sanft in die weiche Erde und überdecken sie mit etwas Gras. Dies kann in Töpfen auf dem Balkon oder in der Wohnung geschehen und ebenso auch im Garten, auf dem Kompost oder im Gewächshaus. Am besten eignen sich jedoch kleine Pflanzcontainer, wodurch das spätere Vereinzeln (Pikieren) erspart wird. Jeder Container erhält zwei Samen und wir ziehen den schwächeren Keimling später heraus. Wichtig ist, dass sich kein Stauwasser bildet, da dies leicht zur Pilzbildung führt und die jungen Keimlinge umfallen läst.

Um die Erfolgschancen zu steigern, würden wir raten, gleich verschiedene Aussaaten in die Erde einzubringen. Gerade für Laien empfiehlt es sich, hierbei etwas zu experimentieren: den einen Topf trockener, den anderen feuchter zu halten oder mit einer Klarsichtfolie abzudecken, wärmer oder kälter zu platzieren usw. Auch ein Minigewächshaus mag hierbei gute Dienste leisten. Zudem können wir Goji-Samen verschiedener Herkunft auf ihre Keimfähigkeit testen. Natürlich ist im Winter im Freiland oder auf der Terrasse kein Austrieb zu erwarten, eine gewisse Wärme muss schon vorhanden sein. Stimmen alle Bedingungen, so werden bei gut keimfähigen Samen ca. 75 % der Aussaat in 1–3 Wochen aufkeimen und die ersten Triebe sich dem Licht entgegenstrecken. Geduld ist angesagt. Haben wir keine einzelnen Pflanzcontainer verwendet, sollten die Pflänzchen nach einigen Wochen vereinzelt werden, um ihnen genügend Platz zum Wachsen zu geben. Neigen sich die Pflänzchen geschwächt zur Seite und die Erde erscheint trocken, haben sie in aller Regel zu wenig Feuchtigkeit. Sind sie feucht genug, aber dennoch schwach, stehen sie entweder in stauender Nässe oder es fehlt ihnen an Nährstoffen oder Licht. Werden sie permanent übergossen, faulen sie ab. Alles dies im Gleichgewicht zu halten ist nicht einfach und bedarf eines gewissen Fingerspitzengefühls. Selbst erfahrene Gärtner lernen immer wieder aus Misserfolgen. Bei Aussaaten im Freien kommt dann noch die Unberechenbarkeit des Wetters hinzu, das oft für Überraschungen sorgt. Gelingt es aber und die ersten Pflänzchen spießen wie gewünscht, ist die Freude groß.

Im Internet stießen wir auf die Geschichte eines Amerikaners, der sich Goji-Samen bei einem Spezialversand für zehn Dollar bestellt hatte. Er verlieh seiner Enttäuschung Ausdruck, lediglich vier getrocknete Goji-Beeren in einem Tütchen bekommen zu haben. Für diesen Preis hätte er bereits eine große Tüte der getrockneten Beeren kaufen können, meinte er vorwurfsvoll. Doch damit hatte er nur bedingt recht. Aller Wahrscheinlichkeit nach wird das gekaufte Saatgut optimal aufkeimen, die zum Verzehr bestimmten Beeren dagegen längst nicht immer. Es gibt einige Faktoren, welche die Keimfähigkeit eines Samens beeinflussen können. Beispielsweise wurden viele Nutzpflanzen allein auf einen hohen Ertrag gezüchtet, die Fruchtbarkeit bzw. Keimfähigkeit der Samen dieser Pflanzen bleibt dann nicht selten auf der Strecke. Eine einfache Testaussaat bringt Klarheit. Meistens jedoch ist der Preis für Saatgut eine durchaus lohnende Investition.

Die Pflege der Goji-Büsche

Um den Sträuchern genügend Raum zu geben, werden sie in Abständen von 1,5 – 2 m in circa 30 cm tiefe Pflanzlöcher gesetzt. Die Wurzeln sollten gut mit Erde bedeckt, angedrückt und reichlich angegossen werden, damit keine Hohlräume in der Erde entstehen. Eventuell etwas Dünger zusetzen.

Sind die kleinen Sträucher ca. 60 cm hoch, werden die Astspitzen etwas beschnitten. Ein Jahr später wird die Pflanze nochmals beschnitten, so dass nur 5 – 8 Hauptäste von ca. 30 cm Länge stehen bleiben. Dadurch wird der Busch kräftiger. In späteren Jahren ist ein weiterer Beschnitt empfehlenswert. Vor allem sollten trockene Äste regelmäßig im Herbst/Winter herausgenommen werden, was die spätere Ernte der Goji-Beeren sehr erleichtert. Nach zwei Jahren sollte erneut gedüngt werden. In sehr trockenen Sommern empfehlen sich mindestens drei kräftige Wassergaben pro Saison. Neuaustriebe aus der Erde werden abgeschnitten, soweit sie nicht benötigt werden.

Die violetten Blüten zeigen sich von Mai bis August und die Beeren reifen von Juli bis September, manchmal aber auch bis zum ersten Frost. Ein junger Busch trägt frühestens nach zwei Jahren die ersten Beeren, doch kann es auch drei bis vier Jahre dauern, insbesondere wenn er aus Samen gezogen wurde. Nach fünf Jahren sollte der Goji-Strauch seinen ersten voll ausgeprägten Beerenbehang zeigen. Dann können wir uns endlich nach Herzenslust an den frischen Beeren gütlich tun.

Wir möchten hier einfügen, dass die Inhaltsstoffe bei Beeren aus eigener Ernte wahrscheinlich variieren. Klima und Bodenbeschaffenheit spielen bei der pflanzlichen Synthese der Vitalstoffe eine Rolle und können auch den Geschmack beeinflussen – ähnlich wie bei der unterschiedlichen Qualität von Wein aus verschiedenen Anbaugebieten. Wir hörten von wild wachsenden heimischen Goji-Beeren, dass sie etwas bitter seien. Interessanterweise sprechen auch einige überlieferte Schriften aus China von einem bitteren Geschmack der Lycium-barbarum-Beere. Wir können nicht sagen, ob der so offensichtlich süße Geschmack gekaufter Beeren aus der jahrhundertelangen Kultivierung stammt oder allein durch das Klima bedingt ist. Wir wollten diese Tatsache jedoch erwähnen, um einer möglichen Enttäuschung vorzubeugen. Unsere eigenen Goji-Büsche sind noch nicht weit genug gediehen für eine Kostprobe. Wir denken jedoch, dass auch die heimischen Beeren noch einen übergroßen Reichtum an Vitalstoffen aufweisen, und freuen uns schon sehr auf die erste eigene Ernte.

Ernte und Verarbeitung der Goji-Beeren

Hängen die ersten Büsche im eigenen Garten schließlich voll von Beeren, können wir mit der Ernte beginnen. Auffällig ist zunächst: Nicht alle Beeren sind zur gleichen Zeit reif. Einige sind bereits leuchtend rot, andere dagegen noch blass und brauchen zunächst weiteren Sonnenschein. Unreife Beeren bergen den Nachteil, dass sich längst nicht alle der wertvollen Inhaltsstoffe optimal ausgebildet haben. Auch besitzen sie, wie viele unreife Früchte, einen erhöhten Anteil an unzuträglichen Stoffen, mit denen sie sich vor dem Fraß durch Tiere schützen, bevor ihre Samen zur Keimung bereit sind. Warten wir jedoch zu lange mit der Ernte, werden die Früchte zu weich und können beim Pflücken zerplatzen. Reife Goji-Beeren haben eine sehr feine, leicht verletzliche Haut.

Wir können auch eine alternative Form der Ernte versuchen: Dabei werden die Beeren nicht vom Strauch gepflückt, sondern abgeschüttelt. Wir legen hierzu ein Tuch oder ein feines Netz unter den Busch, das die Goji-Beeren auffängt. So fallen uns nur die reifsten und süßesten Beeren „in den Schoß". Danach kommen die Früchte vorzugsweise in Körbe, die mit Stoff ausgekleidet sind. Goji-Farmer in China achten stets darauf, dass nie zu viele Beeren aufeinanderliegen, da ansonsten die unteren durch das Gewicht der darüberliegenden Beeren zerdrückt werden.

Wir können die Beeren nun im Wasserbad abspülen und frisch verzehren. Dem sofortigen Verzehr von Goji-Beeren ist in jedem Fall der Vorzug zu geben. Generell gilt: Je frischer eine Frucht ist, desto größer ist ihr Anteil an gesundheitsfördernden Inhaltsstoffen. Da Goji-Beeren jedoch nicht über das ganze Jahr geerntet werden können, ist es für eine kontinuierliche Eigenversorgung unumgänglich, einen Teil der Ernte zu konservieren. Hierzu können wir Goji-Beeren trocknen, einfrieren oder eingekocht zu Saft verarbeiten.

Goji-Beeren trocknen: In China werden die Goji-Beeren oft in direkter Nähe der Plantagen auf großen Bambusdarren für 2–3 Wochen in der Sonne getrocknet. Anstatt Bambus können wir auch einen Holzrahmen nehmen, den wir mit sehr feinem Maschendraht bespannen. Dann verteilen wir die Beeren in einer dünnen Schicht darauf. Sie sollten nicht zu dicht gepackt werden, damit sie gut durchlüftet bleiben. Die Beeren müssen sehr vorsichtig behandelt werden, da bei Verletzungen die beschädigte Stelle leicht schwarz wird. Dieses Trocknungsverfahren ist selbstverständlich nur in trockenem Klima bei ausreichender Sonnenscheindauer erfolgreich. Ist es zu feucht und die Luft steht still, neigen Früchte zum Ansatz von Schimmel, oder sie können faulen und damit wertlos werden.

In Gartenzeitschriften werden hin und wieder spezielle Darren mit einem Heizlüfter angeboten, doch diese nützliche Apparatur nennt längst nicht jeder sein Eigen. Dann bliebe noch die Trocknung im Backofen oder unter einem herkömmlichen Heizlüfter. Hierbei sei jedoch betont: Die Beeren sollten bei diesem Vorgang nicht gebraten, sondern lediglich sanft getrocknet werden – mehr als 45 ° sind kaum zu empfehlen. Im Trocknungsprozess schrumpfen die Beeren zusammen und können danach, möglichst luftdicht abgeschlossen und kühl und trocken gelagert, für lange Zeit aufbewahrt werden. Auch wenn es bequem erscheinen mag: Auf keinen Fall sollten wir eine Trocknung der Goji-Beeren in der Mikrowelle versuchen, da die Inhaltsstoffe dabei denaturieren und ihren natürlichen Wert einbüßen. Auch bei anderen Nahrungsmitteln ist dies übrigens der Fall.

Für den, der die Goji-Beeren zum leichteren Verzehr, zum Backen oder für Suppen und Soßen lieber in Form von Granulat oder Pulver hätte, hier folgender Tipp: Die getrockneten Beeren werden nochmals nachgetrocknet, entweder in der Sonne, in der Darre oder bei 40–45 °C im Backofen. Sind sie dann richtig knochentrocken, einfach in eine Kaffee- oder Getreidemühle geben und in die gewünschte Körnung zermahlen. Danach möglichst luftdicht wie Kaffee in einer Dose – oder besser noch in einem Glas- oder Keramikbehälter – aufbewahren und nach Bedarf verbrauchen.

Goji-Beeren einfrieren: Viele Menschen besitzen eine Gefriertruhe und können somit frisch geerntete Goji-Beeren möglichst zeitnah einfrieren. Hierzu eignen sich Gefrierbeutel oder spezielle Gefrierboxen. Eingefrorene Früchte halten sich mindestens ein Jahr oder länger.

Goji-Saft: Wer frisch gepressten Goji-Saft genießen möchte, kann die Beeren einfach in einen entsprechenden Entsafter tun und dann sofort trinken. Für einen späteren Verzehr sollte der Saft abgekocht werden. Wir kochen die ganzen Beeren und pressen sie anschließend heiß durch einen sauberen, ebenfalls abgekochten Stoffsack. Der heiße Saft wird dann in bereitstehende, zuvor heiß ausgespülte Flaschen gefüllt und mit sauberen Schraubverschlüssen oder passenden Korken luftdicht verschlossen. Wird nicht völlig sauber gearbeitet, kann leicht Schimmel in den Flaschen entstehen. Durch die Erhitzung bei diesem Verfahren leiden zwar bestimmte Inhaltsstoffe, andere können dagegen besser erschlossen werden. In jedem Fall haben wir immer noch ein reichhaltiges und köstliches Getränk, auf das wir das ganze Jahr über zurückgreifen können.

Das Entsaften auf die eine oder andere Weise ist immer ein Auszug. Wer sichergehen möchte, dass er den gesamten therapeutischen Effekt erhält, dem möchten wir empfehlen, die „Abfälle“ mit zu verzehren. Bei der industriellen Saftherstellung sind einige Firmen bereits dazu übergegangen, ähnlich wie bei einem „Smoothie“ die ganze Beere im Saft zu belassen, so dass er dick und trübe erscheint.

Goji-Wein: Ähnlich wie aus Weintrauben lässt sich auch aus Goji-Beeren Wein, Weinbrand, Likör oder sogar Schnaps herstellen. Dies ist jedoch etwas mühsamer als im Falle von Weintrauben, da Goji-Beeren sehr viel kleiner sind und einzeln gepflückt werden müssen. Dennoch werden in China für besondere Anlässe eine Vielzahl von speziellen alkoholischen Zubereitungen aus Goji-Beeren angeboten, die auch hervorragend schmecken sollen.

Die Alkoholherstellung ist in einigen Ländern gesetzlich reglementiert. Darüber hinaus ist ein gewisses Maß an Wissen und Erfahrung sowie auch eine spezielle Ausstattung Voraussetzung dafür. So empfehlen wir, sich bei erwachter Experimentierfreude ein praxisnahes Anleitungsbuch zur Wein-, Schnaps- oder Likörherstellung zu Gemüte zu führen[25, 39, 86]. Aber abgesehen vom Alkohol haben diese Erzeugnisse auf Goji-Basis gewiss sehr zuträgliche und haltbare Inhaltsstoffe. Wer's mag – wohl bekomm's!

Schließlich sei noch erwähnt, dass es selbstverständlich auch schon industrielle Verfahren zur Verarbeitung von Goji-Beeren in Spezialpräparate der Pharmaindustrie gibt – beispielsweise, um bestimmte Wirksubstanzen wie Polysaccharide zu isolieren und in Kapseln zu füllen. Auch mit Goji-Beeren angereicherte Präparate zur künstlichen Ernährung lassen sich industriell herstellen. Dies ist jedoch ein sehr spezieller pharmazeutisch-technischer Fachbereich, der nur wenige unserer Leserinnen und Leser betreffen dürfte, weshalb wir dieses Kapitel hiermit abschließen möchten.

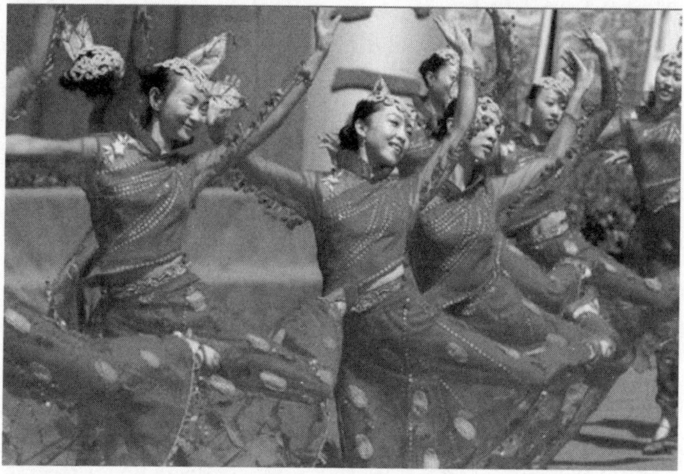

Goji-Tänzerinnen beim jährlichen Goji-Fest in Ningxia

EINIGE GEDANKEN ZUM SCHLUSS

Wie war das nur möglich? Innerhalb weniger Tage hatte eine kleine Beere unsere volle Aufmerksamkeit erobert und zog uns über viele Monate hinweg in ihren Bann. Unsere Recherchen über diese ungewöhnliche Frucht wurden schon bald in vieler Hinsicht zu einer Entdeckungsreise. Der Gelbe Fluss, die Landschaften und die Menschen in China nahmen für uns Gestalt an, ihre traditionellen Helden wie Shen Nung und Li Ching Yuen erstanden vor unserem geistigen Auge, wir feierten mit den Menschen in Ningxia in Gedanken ein farbenprächtiges Goji-Beeren-Fest, schauten in ihre Läden und in ihre Töpfe, in denen Goji-Beeren brodelten, und begleiteten die Pflückerinnen auf die Felder.

Am meisten aber faszinierte uns die Beere selbst. Jede neue Studie, der wir begegneten, jeder Inhaltsstoff, der untersucht und wieder einmal in ungewöhnlichen Mengen in der Beere gefunden wurde, fügte ein weiteres Steinchen in das Mosaik einer Frucht ein, die selbst unter den gehaltvollsten Kreationen der Natur ihresgleichen sucht. Und zu alledem wächst die exotische Beere unentdeckt in eigenen Landen und kann leicht im eigenen Garten kultiviert werden. Überraschend war auch, dass das mehrere tausend Jahre alte Wissen um die Goji-Beere innerhalb kürzester Zeit von Wissenschaftlern in aller Welt mit größtem Interesse aufgegriffen worden war und Bestätigung und Anerkennung fand.

Während Besucher uns fragten, was es denn so viel über eine einzige Beere zu schreiben gäbe, versuchten wir immer wieder, uns bei der Fülle an Informationen auf das Wesentlichste zu beschränken und dennoch allen Aspekten gerecht zu werden. Trotzdem landeten wir schon bald bei der doppelten Seitenzahl wie geplant.

Und dann kam die nächste freudige Erkenntnis! Trotz der teilweise sehr intensiven Arbeit mit Arbeitstagen bis zu 16 Stunden blieb unser Geist bis in die Nächte hinein klar, und erst ganz am Ende eines langes Tages packte uns schließlich die Müdigkeit und führte in einen erholsamen Schlaf. Diese geistige Klarheit konnten wir nur der Goji-Beere zuschreiben. Auch unsere Stimmung war durchweg positiv. Unsere Begeisterung und unser Wohlbefinden schienen jedoch nicht nur von außen zu kommen, sondern blieben unabhängig von äußeren Einflüssen kontinuierlich als Grundstimmung erhalten. So war die Arbeit an diesem Buch für uns in vieler Hinsicht eine beglückende und erfüllende Zeit und ein wichtiger und interessanter Abschnitt in unserem Leben, der unseren weiteren Weg begleiten und bereichern wird.

Wir danken allen, die uns bei diesem Projekt unterstützt haben, und schicken unsere Gedanken der Verbundenheit an die vielen Menschen, die an der Erforschung, Kultivierung, Ernte und Verarbeitung der Goji-Beeren teilhaben und die helfen, sie unter die Menschen zu bringen. Wir wünschen unseren Leserinnen und Lesern, dass sich die kleine rote Beere in ihrem Leben ebenso segensreich auswirkt, wie dies für uns der Fall war und ist.

Aus der Stille Südwestirlands

Shalila Sharamon & Bodo J. Baginski

September 2007

BEZUGSQUELLEN

GOJI-BEEREN – GOJI-PRODUKTE – GOJI-PFLANZEN

Grundsätzlich möchten wir empfehlen, zunächst im örtlichen Naturkost- oder Bioladen nach **Goji-Beeren** oder anderen **Goji-Produkten** zu fragen. Auch im Reformhaus, in Asia-Läden, in Drogerien oder Apotheken könnten Goji-Beeren-Produkte vorrätig sein oder zumindest bestellt werden. Wegen **Goji-Pflanzen** oder **Goji-Pflanzensamen** raten wir, zunächst in der örtlichen Baumschule oder im Garten-Center nach *Lycium barbarum* zu fragen. – Sollte dies ohne Erfolg sein, können Internetnutzer beispielsweise über www.ebay.de entsprechende Goji-Produkte bestellen.

INFORMATIONEN FÜR AN IMPORT INTERESSIERTE UNTERNEHMEN

Wer Goji-Beeren oder andere Goji-Produkte direkt aus China importieren möchte, muss heutzutage nicht erst Chinesisch lernen; die gesamte Abwicklung erfolgt in aller Regel in englischer Sprache. Die chinesischen Anbieter rechnen jedoch mit Abnahmemengen ab ca. 500 bis 1000 Kilogramm Goji-Berries oder gar mehr, die sie auf Bestellung weltweit versenden. Handeln ist dabei immer möglich.

Einige Firmen geben an, dass ihre Produkte von den US-Behörden und der EU geprüft und entsprechend zertifiziert wurden. Manche Anbieter offerieren organisch-biologisch angebaute Goji-Berries, einige legen sogar gleich entsprechende Messergebnisse offen. Etliche Firmen bieten an, ihre Produkte direkt in China in den gewünschten Verpackungseinheiten fertig für den Endverbraucher zu konfektionieren, in manchen Fällen sogar mit dem eigenen Aufkleber des Bestellers. Neben den getrockneten Beeren werden auch Goji-Säfte, Goji-Konzentrate und Goji-Berry-Pulver angeboten. Aber auch Goji-Wein, Goji-Essig oder Goji-Berry-Kernöl sind im Angebot einiger chinesischer Anbieter zu finden.

Hier die einfachsten Kontaktaufnahmemöglichkeiten über das Internet: http://www.made-in-china.com oder http://www.ec21.com

Dann gibt man auf der englischsprachigen Webseite das Stichwort „Goji", „Gouji" oder „Wolfberry" ein. Sogleich werden zahlreiche Goji-Anbauer, Verarbeitungs- und Exportfirmen aufgelistet, die man einzeln anklicken kann. Dort sind dann jeweils alle relevanten Informationen abrufbar, und es können Anfragen eingegeben werden, die in aller Regel überraschend schnell beantwortet werden.

Von einer telefonischen Kontaktaufnahme mit chinesischen Anbietern raten wir ab, denn trotz großer Bemühungen und aller Freundlichkeit der Chinesen ist es nur selten möglich, die Person am anderen Ende der Leitung zu verstehen. Eine Kontaktaufnahme per Fax ist dagegen möglich, die telefonische Vorwahl für China lautet: 0086. Die finanzielle Abwicklung eines Geschäftes in China ist heute nicht mehr so risikoreich wie in früheren Jahren, es wurden mittlerweile gut funktionierende Handelskontrollmechanismen eingeführt.

DIE AUTOREN

Shalila Sharamon, geboren 1948, Mutter eines Sohnes, wurde 1975 zur Meditationslehrerin ausgebildet. Es folgte eine langjährige Vortrags- und Seminartätigkeit im Bereich Meditation, ganzheitlicher Entwicklung und Gesundheit sowie Buchübersetzungen in diesem Metier. Seit 1985 verfasste sie zusammen mit Bodo J. Baginski bislang ein Dutzend grundlegende Veröffentlichungen im Bereich alternativer Gesundheit, Esoterik und Lebenshilfe, die in über 20 Sprachen übersetzt wurden und sich in vielen Ländern zu Bestsellern entwickelten. Viele ihrer Themen fanden erstmals durch die Arbeiten des Autorenteams weltweites Interesse. Neben ihrer Autorentätigkeit und der Erforschung ganzheitlicher Heilweisen widmet sich Shalila dem Gesang, der Musik, dem Bauchtanz, der Meditation und ihrem biologischen Gemüseanbau. Darüber hinaus unternahm sie immer wieder ausgedehnte Reisen, vor allem nach Indien, wo sie mit verschiedenen spirituellen Persönlichkeiten zusammentraf. Seit 1990 lebt die Autorin an der Südwestküste Irlands. Shalila besitzt das seltene Talent, selbst komplizierteste Sachverhalte leicht verständlich in einer menschlich-warmen Sprache darzulegen.

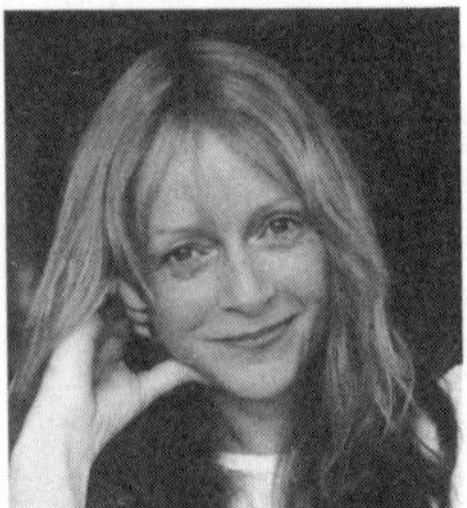

Bodo J. Baginski wurde 1952 als vierter Sohn des Lyrikers Bodo Baginski und der Schriftstellerin Olli Baginski geboren. Nach Waldorf-Internat und einigen Lehr- und Wanderjahren erfolgte eine Ausbildung zum Physiotherapeuten. In eigener Praxis behandelte er in den folgenden zwölf Jahren ca. 30.000 Patienten. Nach Abbruch dieser Berufskarriere widmete Bodo sich vermehrt dem

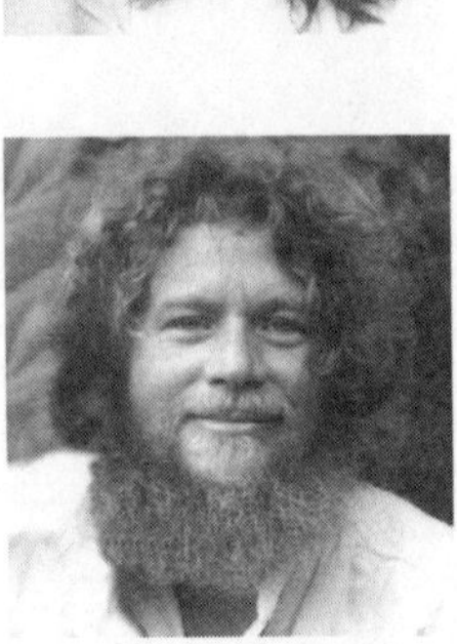

Studium alternativer Heilungsmethoden mit längerem Aufenthalt in Findhorn (Nordschottland) und Asien. Später leitete er aufgrund einer unvorhergesehenen Fügung eine eigene Fachbuchhandlung für Esoterik, Import und Verlag. 1985 begann Bodos Autorentätigkeit mit Shalila Sharamon. Aus dieser fruchtbaren Verbindung gingen ein Dutzend international anerkannter Veröffentlichungen hervor. 1990 zogen sich die Autoren in die Stille Südwestirlands zurück, um an weiteren Büchern zu arbeiten. Neben der Schriftstellerei schlug sich Bodos Talent zum kreativ-intuitiven Gestalten in einem periodischen Schaffensdrang im Bereich der Musik, Malerei wie auch technischen Erfindungen nieder. Sein reges Interesse an vielen weiteren faszinierenden Möglichkeiten im Ausdruck menschlichen Daseins spiegelte sich in der Themenvielfalt seiner Veröffentlichungen wider. Der Autor galt im Team als der begeisterte, kreative Strukturschaffende, der bei der Flut des Materials immer die Übersicht behielt, wichtige Kontakte schaffte und geplante Vorhaben zur Realisierung führte. Bodo J. Baginski verunglückte im Juni 2012 tödlich in seinem Garten in Irland.

BIBLIOGRAPHIE

Ausgewählte Literatur zum Thema dieses Buches in alphabetischer Autoren-Reihenfolge

1. Abrams, L.: *An illustrated flora of the Pacific-States.* Stanford University Press, Stanford, Calif., USA, 1960.
2. Bauhin, Caspar: *Pinax Theatri Botanici sive Index in Theophrasti, Dioscoridis, Plinii et Botanicorum qui a seculo scripserunt opera: Plantarum circirter sex millium ab ipsis exhibitarum nomina cum earundem synonymiis et differentiis. Methodice secundum earum etgenera et species proponens.* Verlag Johann König, Basel, erschienen im Jahre 1623. (Erste umfangreiche, geordnete, abendländische Klassifikation eines vergleichenden, morphologischen Systems der Botanik mit ca. 6000 Pflanzenbeschreibungen. Dieses Buch ist nur sehr selten über Antiquariate zu bekommen und kostet meist zwischen 1000.- und 2000.- Euro. Im Jahre 1671 erschien beim gleichen Verlag eine überarbeitete Ausgabe dieses Werkes.)
3. Bericht über *Li Ching Yuens* Tod: London Times, England, May 8, 1933.
4. Bericht über *Li Ching Yuens* Tod: New York Times, USA, May 6, 1933.
5. Bensky, Dan/Clavey, Steven/Stoger, Erich: *Chinese Herbal Medicine: Materia Medica.* Eastland Press, Seattle, WA, USA, 3rd edition, 2002. ISBN-10: 0939616424, ISBN-13: 978-0939616428.
6. Block, A.: *The Healing Power of Goji.* Basic Health Publications, USA, 2007. ISBN-10: 1591202124, ISBN-13: 978-1591202127.
7. Boik, John: *Natural Compounds in Cancer Therapy: Promising Nontoxic Antitumor Agents From Plants & Other Natural Sources.* Oregon Medical Press, USA, 2001, Seite 427 ff. ISBN-10: 0964828018, ISBN-13: 978-0964828018.
8. Britton, N. L./Brown, A.: *Illustrated flora of the nothern states and Canada.* Vol. 3, USA, 1913, Seite 168.
9. Brown, Deni: *The Royal Horticultural Society – Encyclopedia of Herbs and Their Uses.* Dorling Kindersley Publishers, London, 3rd edition 2003. ISBN-10: 1405300590, ISBN-13: 978-1405300599.
10. Change, Hson-Mou/But, Paul Pui-Hay: *Chinese Herbal Medicine – Materia Medica.* World Scientific Publishing, Singapore, rev. edition 2000. Seite 852–854. ISBN-10: 9810236921, ISBN-13: 978-9810236922.
11. Chavez, Thomas/Quackenbush, Thomas: *Body Electronics: Vital Steps for Physical Regeneration.* North Atlantic Books, Berkeley, USA, 2005. ISBN-10: 1556435177, ISBN-13: 978-1556435171.
12. Chen, John K./Chen, Tina T.: *Chinese Medical Herbology & Pharmacology.* Art of Medicine Press, USA, 2003, Seite 957 ff. ISBN-10: 0974063509, ISBN-13: 978-0974063508.
13. Cousens, Gabriel: *Spiritual Nutrition: Six Foundations for Spiritual Life and the Awakening of Kundalini.* North Atlantic Books, Berkeley, USA, 2nd edition 2005. ISBN-10: 1556434995, ISBN-13: 978-1556434990.

14. Davis, Peter H.: *Flora of Turkey and the East Aegean Islands.* Vol. I. Edinburgh University Press, Edinburgh, Großbritannien, 1984. ISBN-10: 0852241593, ISBN-13: 978-0852241592.

15. Davis, Peter H.: *Flora of Turkey and the East Aegean Islands.* Vol. II. Edinburgh University Press, Edinburgh, Großbritannien, 1984. ISBN-10: 0852240007, ISBN-13: 978-0852240007.

16. Dharmananda, Subhuti: *Degenerative Diseases – Interpretation and Treatment with Chinese Medicine.* Institute for Traditional Medicine, Portland, Oregon, USA, 2005.

17. Dharmananda, Subhuti: *Lycium Fruit.* Institute for Traditional Medicine, Portland, Oregon, USA, 1997.

18. Dioscurides, Pedanius aus Anazarba: *Fünf Bücher über die Heilkunde,* Übersetzung *„De Materia Medica"*, von Max Aufmesser (Reihe: Altertums-Wissenschaftliche Texte und Studien). Olms Verlag, Hildesheim, 2002. ISBN-10: 3487116049, ISBN-13: 978-3487116044.

19. Dorje, Dr. Jigme: *Research Demystifies the Lycium Berry.* The Tanaduk Botanical Research Institute of Traditional Tibetan Medicine, Tibet, 2003.

20. Douglas, Kym/Pearlman, Cindy: *The Black Book of Hollywood Beauty Secrets.* Plume Publ., USA, 2006. ISBN-10: 0452287650, ISBN-13: 978-0452287655.

21. Elkins, Rita: *Miracle Sugars: The Glyconutrient Link to Disease Prevention and Improved Health.* Woodland Health Publishing, USA, 2003. ISBN-10: 1580543677, ISBN-13: 978-1580543675.

22. Ettinger, Marcus: *Goji (Lycium barbarum L.) is not just nature's most nutritionally dense berry; it's one of our planet's greatest treasures!* California Academy of Health, Temecula, Calif., USA, Oct. 2006.

23. Ettinger, Marcus: *Absolute Goji™ – 100 % Goji Juice Fact Sheet.* California Academy of Health, Temecula, Calif., USA, 2007.

24. Fazzioli, Edoardo/Fazzioli, Eileen Chán Mei Ling: *Des Kaisers Apotheke: Die altchinesische Kunst, mit Pflanzen zu heilen.* Bechtermünz Verlag, Augsburg, 2000. ISBN-10: 3828918859, ISBN-13: 978-3828918856.

25. Feldkamp, Herbert: *Wein hausgemacht. Eigener Wein aus Trauben, Obst, Kräutern und Blüten.* Südwest Verlag, München, Neuauflage 2006. ISBN-10: 3517082058, ISBN-13: 978-3517082059.

26. Fitschen, Jost: *Gehölzflora.* Quelle & Meyer Verlag, Wiebelsheim, 12. Auflage 2007. ISBN-10: 3494012687, ISBN-13: 978-3494012681.

27. Fleischhauer, Steffen G.: *Enzyklopädie der essbaren Wildpflanzen.* AT Verlag, Aarau, 2003. ISBN-10: 3855028893, ISBN-13: 978-3855028894.

28. Frohne, D./Pfänder, H. J.: *Poisonous Plants: a Handbook for doctors, pharmacists, toxicologists, biologists and veterinarians* (Seite 370). Blackwell Publishing, Oxford, England, 2nd edition 2005. ISBN 1874545944. (Bestätigung der Ungiftigkeit von Lycium barbarum)

29. *Goji Berry Review, The.* Goji-Berry Newsletter, monatlich, in englischer Sprache im Internet, USA, unter: www.gojiberryproducts.com

30. Green, James: *The Male Herbal: The Definitive Health Care Book for Men & Boys.* Crossing Press Publ., USA, 2nd edition 2007. ISBN-10: 1580911757, ISBN-13: 978-1580911757.

31. Gross, Paul M./Zhang, Xiaoping/Zhang, Richard: *Wolfberry: Nature´s Bounty of Nutrition & Health.* BookSurge Publishing, Charlestown, South Carolina, USA, 2006. ISBN-10: 1419620487, ISBN-13: 9781419620485.

32. Halliwell, Berry/Gutterridge, John: *Free Radicals in Biology and Medicine.* Oxford University Press, USA, 4th edition 2007, Seite 379ff. ISBN-10: 019856869X, ISBN-13: 978-0198568698.

33. Handel, Rick: *Goji: The Himalayan Gift of Health.* New Research, CD, Video-Plus Inc., USA, 2006.

34. Hänsel, R./Stcker, O.: *Pharmakognosie – Phytopharmazie.* Springer Verlag, Berlin, 8. Auflage 2007. ISBN: 978-3-540-26508-5.

35. Hartmann, Manfred B.: *Das Praxisbuch der Einhandrute.* Schirner Verlag, Darmstadt, 2. Auflage 2003. ISBN-10: 389767145X. ISBN-13: 978-3897671454.

36. Hawkes, J. G. et al.: *Solanaceae III: Taxonomy, Chemistry, Evolution.* Royal Botanic Gardens, Kew, Richmond, Surrey, England, 1991. ISBN: 0-9476443-31-1.

37. Heinze, Th. T./Barsett, H. (Hrsg.): *Polysaccharides I: Structure, Characterisation And Use* (Seite 87). Springer Verlag, Berlin, 2005. ISBN 3540261125.

38. Hemingway, Mariel: *Mariel Hemingway´s Healthy Living from the Inside Out: Every Woman´s Guide to Beauty, Renewed Energy, and Radiant Life.* Harper San Francisco Publ., USA, 2006, Seite 65. ISBN-10: 0060890398, ISBN-13: 978-0060890391.

39. Heßmann-Kosaris, Anita: *Heilweine, Heilschnäpse & Heilliköre. Edle Tropfen für die Gesundheit. 44 Rezepte zum Selbermachen.* Knaur Verlag, München, 2004. ISBN-10: 3426669056, ISBN-13: 978-3426669051.

40. Hiller, Karl/Melzig, Matthias F.: *Lexikon der Arzneipflanzen und Drogen.* Band II. Spektrum Akademischer Verlag, Heidelberg, Berlin, 2003. ISBN-10: 3827414652, ISBN-13: 978-3827414656.

41. *Himalayan Goji Berry – The Breakthrough-Superfruit of the year.* Time Magazine, USA, July 19, 2006.

42. Hoffmann, Candance: *Goji Berry – Fruits of Paradise.* Woodland Health Publishing, Ormen, Utah, USA, 2007. ISBN-10: 1-58054-473-3, ISBN-13: 978-1-58045-473-3.

43. Hou, Joseph P./Jin, Youyu: *The Healing Power of Chinese Herbs and Medicinal Recipes* (Seite 152 – 155). Haworth Integrative Healing Press, New York, London, Oxford, 2005. ISBN-10: 087902201X, ISBN-13: 978-0789022011.

44. Hunziker, Armando T.: *The Genera of Solanaceae.* A. R. G. Gantner Verlag, Ruggell, Lichtenstein, 2001. ISBN: 3-904144-77-4.

45. Jennings, Lisa: *Natural Beauty: Exotic berries rich in both color and nutrients give dishes, drinks a healthy glow.* Nation´s Restaurant News, USA, 15. Aug. 2005.

46. Larkcom, Joy: *Oriental Vegetables.* Frances Lincoln Publishers, London, 2007. ISBN-10: 0711226121, ISBN-13: 978-0711226128.

47. Leung, Albert Y.: *Treatment on Insect and Mosquito Bites with Lycium Lea.* Veröffentlicht in: *Herbal Gram,* Journal of the American Botanical Council, 1994; 32: Seite 25.

48. Leung, Albert Y./Foster, Steven: *Encyclopedia of Common Ingredients Used in Foods, Drugs and Cosmetics.* John Wiley & Sons Publ., New York (USA), Chinchester (GB), Weinheim (D), 2nd edition 2003. ISBN-10: 0471471283, ISBN-13: 978-0471471288. (Dr. Leung gilt als einer der wenigen anerkannten westlichen Pharmakologen, der die Originale der traditionellen chinesischen Medizintexte verstehen und übersetzen konnte. Dabei stieß er auch auf Lycium barbarum, die Goji-Berry-Pflanze.)

49. *Lexikon der Biochemie.* Spektrum Akademischer Verlag, München, 2006. ISBN-10: 3827415802, ISBN-13: 978-3827416483.

50. Li, Q.Y.: *Healthy Functions and Medicinal Prescriptions on Lycium barbarum (Gou Ji Zi), Jindun Press, Beijing, China, 2001.*

51. Liu, Da: *Taoist Health Exercise Book.* Putnam Publishing Group, New York, USA, 1983. Überarbeitete Ausgabe erschienen bei: Marlowe & Co., New York, USA, 1997. ISBN-10: 1569247188, ISBN-13: 978-1569247181.

52. Lu, Henry C.: *Chinas Natural Cures: Traditional Methods for Remedies and Prevention.* Black Dog & Leventhal Publishers, USA, 1999, Seite 138 ff. ISBN-10: 1579120566, ISBN-13: 978-1579120566.

53. Luetjohann, Sylvia: *Sanddorn – Starke Frucht und heilsames Öl.* Windpferd Verlag, Aitrang, 3. Auflage 2004. ISBN-10: 3893852697, ISBN: 978-3893852697.

54. *Lycium may repress some cancer cells.* Los Angeles Times, Los Angeles, USA, July 18, 2005.

55. Maoshing, Ni: *Secrets of Longevity: Hundreds of Ways to Live to Be 100.* Chronicle Books, San Francisco, USA, 2006. ISBN-10: 081184949X, ISBN-13: 978-0811849494.

56. Marchuck, Margaret: *Goji berry – ancient herb, new discovery.* New Life Journal, Thomson Gale, USA, Aug. 1, 2005.

57. Mars, Brigitte: *Rawsome! Maximizing Health, Energy, and Culinary Delight with the Raw Food Diet.* Basic Health Publications Inc., Laguns Beach, CA., USA, 2005. ISBN: 1-59120-060-1.

58. Mindell, Earl: *Die Nährstoff-Bibel.* Heyne Verlag, München, 1999. ISBN-10: 3453154568, ISBN-13: 978-3453154568.

59. Mindell, Earl: *Dr. Earl Mindell's What You Should Know About the Super Antioxidant Miracle.* Keats Publications Inc. USA, 1995. ISBN-10: 0879837217, ISBN-13: 978-0879837211.

60. Mindell, Earl/Handel, Rick: *Goji – The Himalayan Health Secret,* Momentum Media Health Series, Dallas, Texas, USA, 2003. ISBN-10: 0967285526, ISBN-13: 978-0967285528.

61. Mindell, Earl: *Goji – The Himalayan Health Secret.* Momentum Media, Lake Dallas, Texas, USA, 2nd edition 2005. ISBN-10: 0967285577, ISBN-13: 978-0967285573.

62. Mindell, Earl: *Die neue Vitamin-Bibel für das 21. Jahrhundert.* Heyne Verlag, München, 2007. ISBN-10: 345366017X, ISBN-13: 978-3453660175.

63. Mindell, Earl: *Die Ernährungs-Bibel.* Heyne Verlag, München, 2007. ISBN-10: 3453182774, ISBN-13: 978-3453182776.

64. Nee, M. et al.: *Solanaceae IV: Advances in Biology and Utilization.* Royal Botanic Gardens, Kew, Richmond, Surrey, England, 1999. ISBN: 1-900347-90-3.

65. Null, Garry: *Garry Null's Power Foods: The 15 Best Foods for Your Health.* NAL-Publ., USA, 2006. ISBN-10: 0451219767, ISBN-13: 978-0451219763.

66. Pedersen, P. A.: *Charakteristische Inhaltsstoffe der Tomatenpflanze und der Nachtschattengewächse.* In: *Der Merkurstab,* Jahrgang 55, Heft 4, 2002. Seite 278–85.

67. Phillips, Roger/Rix, Martyn: *The Botanical Garden.* Vol. I. MacMillan, London, 2002. ISBN-10: 0333730038, ISBN-13: 978-0333730034.

68. Pysek, P.: *Sprout demography and intracloral competition in Lycium barbarum, a clonal shrub, during an early phase of vegetation.* Folia Geobotanica et Phytotaxinomica, 1991, 26: Seite 141–169.

69. Rako, Susan: *The Hormone for Desire: The Truth About Testosterone, Sexuality, and Menopause.* Three Rivers Press, New York, USA, 1999. ISBN-10: 0609803867, ISBN-13: 978-0609803868.

70. Rodier, Hugo: *The Superior Ningxia Wolfberry – A Powerful, Natural Ally Against Disease and Aging.* Media Vision, USA, 2005.

71. Schirner, Markus: *Schirner Einhandrute.* Schirner Verlag, Darmstadt, 2005. ISBN-10: 3897671581, ISBN-13: 978-3897671584.

72. Schwartz-Klapp, Petra: *Das trockene Auge ist heilbar.* Droemer Knaur Verlag, München, 2002. ISBN-10: 3426761513, ISBN-13: 978-3426761519.

73. Sharamon, Shalila/Baginski, Bodo J.: *Heilung aus der Ur-Natur. Die einzigartige Heilwirkung prähistorischer Pflanzenmineralien und Spurenelemente aus den Tiefen versunkener Regenwälder.* Windpferd Verlag, Aitrang, 2. Auflage 2006. ISBN-10: 3893854207, ISBN-13: 3893854202.

74. Sharamon, Shalila/Baginski, Bodo J.: *Das Chakra-Handbuch.* Windpferd Verlag, Aitrang, 50. Auflage 2007. ISBN-10: 3893850384, ISBN-13: 978-3893850389.

75. Sharamon, Shalila/Baginski, Bodo J.: *Reiki – universale Lebensenergie.* Synthesis Verlag, Essen, 24. Auflage 2007. ISBN-10: 3922026354, ISBN-13: 978-3922026358.

76. Shizhen, Li: *Chinese medicinal plants from the Pen tse'ao kang mu Ben cao gang mu A.D.1596: "3rd edition of a botanical, chemical and pharmacological reference list".* Chinese medicine series, Southern Materials Center; 3rd edition 1977. ASIN: B0007AZ4O0. (Übersetzungen dieser umfangreichen Schrift von Li Shizhen wurde von Bernard Emms Read in verschiedenen Teilübersetzungen in englischer Sprache herausgegeben. Der hier relevante Teil trägt den oben genannten Titel.)

77. Shou-Zhong, Yang: *The Divine Farmer's Materia Medica: A Translation of the „Shen Nong Ben Cao Jing".* Blue Poppy Press, USA, 1999. ISBN-10: 0936185961, ISBN-13: 978-0936185965.

78. Simonsohn, Barbara: *Warum Bio ?* Goldmann Verlag, München, 2002. ISBN-10: 3442142245, ISBN-13: 978-3442142248.

79. Smith Jones, Susan: *The Healing Power of NatureFoods: 50 Revitalizing Super-Foods and Lifestyle Choices that Promote Vibrant Health.* Hay House Publ., USA, 2007. ISBN-10: 1401912400, ISBN-13: 978-1401912406.

80. Somersal, Allan: *The Healing Power of 8 Sugars: An Amazing Breakthrough in Nutrition, Sciences and Medicine.* Natural Wellness Publishing, USA, 2005. ISBN-10: 0973731702, ISBN-13: 978-0973731705. (Wissenschaftlich sehr korrekt!)

81. Stangl, Anton: *Der Schwingpendel als Energiesensor.* Schirner Verlag, Darmstadt, 2006. ISBN-10: 3897674599, ISBN-13: 978-3897674592.

82. Takayama, Eiji: *Jinsei no Honbutai wa Rokujissai Kara: Furo Choju Kuko no Aiyo (The Real Stage in Life Begins at Sixty: Habitual Use of Lycium chinense for Longevity).* Kyoto Shobo, Tokyo, Japan, 1966.

83. Thomé, Otto Wilhelm: *Flora von Deutschland, Österreich und der Schweiz.* Gera, 1885. (Aus diesem umfangreichen Werk stammt die historische chromolithographische Abbildung der Lycium-barbarum-Pflanze im vorliegenden Buch.)

84. Tierra, Michael: *Treating Cancer with Herbs: An Integrative Approach.* Lotus Press, USA, 2003, Seite 188 ff. ISBN-10: 0914955934, ISBN-13: 978-0914955931.

85. Usher, Georg: *A Dictionary of Plants Used by Man.* Macmillan Publisher, London, 1974. ISBN-10: 0028538005, ISBN-13: 978-0028538006.

86. Vogel, Wolfgang: *Wein aus eigenem Keller. Trauben-, Apfel- und Beerenweine.* Eugen Ulmer Verlag, Stuttgart, 7. Auflage 2004. ISBN-10: 3800146843, ISBN-13: 978-3800146840.

87. Watzl, Bernhard/Leitzmann, Claus: *Bioaktive Substanzen in Lebensmitteln.* Hippokrates Verlag, Stuttgart, 3. Auflage 2005. ISBN: 3-8304-5308-6.

88. Weberstorfer, Ernst: *Arbeit mit Tensoren – Theorie & Praxis. Mit vielen Beispielen zum Austesten von Allergenen, Bach-Blüten, Lebensmitteln, Wohngifte [u. a.].* Freya Verlag, Linz, Austria, 2000. ISBN-10: 3901279482, ISBN-13: 978-3901279485.

89. Wexler, Barbara: *Superfruits: Power-Up Your Health with Pomegranate, Acai, Gac, Mangosteen and Goji.* Woodland Health Publishing, Orem, Utah, USA, 2007. ISBN-10: 1580541054, ISBN-13: 978-1580541053.

90. Winston, David/Maimes, Steven: *Adaptogens: Herbs for Strength, Stamina and Stress Relief.* Healing Arts Press, USA, 2007. ISBN-10: 1594771588, ISBN-13: 978-1594771583.

91. Wu, Jing-Nuan: *An Illustrated Chinese Materia Medica.* Oxford University Press, New York, USA, 2002, Seite 403 ff. ISBN-10: 0195140176, ISBN-13: 978-0195140170.

92. Wullinger, Michael: *Behandlung des „Trockenen Auges“ im Rahmen der Chinesischen Medizin* (ohne Datumsangabe). Artikel im Internet unter: www.Augen.de.

93. Yeung, Him-Che: *Handbook of Chinese Herbs and Formulas.* Institute of Chinese Medicine, Los Angeles, USA, 2nd edition 1985.

94. Young, Garry/Lawrence, Ronald/Schreuder, Marc: *Discovery of the Ultimate Superfood: How the Ningxia Wolfberry and Four Other Foods Help Combat Heart Disease, Cancer, Chronic Fatigue, Depression, Diabetes and More.* Essential Science Publishing, Orem, Utah, USA, 2005. ISBN-10: 0943685443, ISBN-13: 9780943685441.

95. Young, Garry: *The Ningxia Wolfberry: Ancient Treasure, Modern Miracle.* DVD, Berry Young – Young Living, Lehi, Utah, USA, 2007.

96. Young, Garry/Lawrence, Ronald/Schreuder, Marc: *Ningxia Wolfberry: The Ultimate Superfood: How the Ningxia Wolfberry and Four Other Foods Help Combat Heart Disease, Cancer, Chronic Fatigue, Depression, Diabetes and More.* Life Science Press, USA, 2nd edition, 2006. ISBN-10: 094368546X, ISBN-13: 978-0943685465.

97. Zander, Robert/Erhard, Walter/Götz, Erich/Bödecker, Nils: *Handwörterbuch der Pflanzennamen. Dictionary of plant names. Dictionnaire des noms de plantes.* Ulmer Verlag, Stuttgart, 17. Auflage 2002. ISBN-10: 3800135736, ISBN-13: 978-3800135738.

98. Zhao, Yue: *The Market Prospect of Ningxia Wolfberry/Wolfberry Products in China.* University of Professional Education, Larenstein, Deventer, Netherlands, 2005.

99. Zhu, You-Ping: *Chinese Materia Medica – Chemistry, Pharmacology and Applications.* Harwood Academic Publishers, Reading, Berkshire, 1998. Seite 225 ff, 642–646. ISBN-10: 9057022850, ISBN-13: 978-9057022852.

100. Zohary, Michael: *Pflanzen der Bibel.* Calwer Verlag, Stuttgart, 3. Auflage 1995. Seite 167. ISBN-10: 3766833979, ISBN-13: 978-3766833976. (Auch der Bocksdorn wird genannt!)

Ausgewählte wissenschaftliche Veröffentlichungen, Studien, Fachartikel und Forschungsberichte aus wissenschaftlichen Fachzeitschriften, Journalen und Periodika zum Thema des vorliegenden Buches in alphabetischer Autoren-Reihenfolge

Die aufgeführte PMID-Nummer dient zum leichteren Auffinden der entsprechenden wissenschaftlichen Studien bei der *U.S. National Library of Medicine,* zu finden im Internet unter: www.pubmed.gov. Diese Datei bietet über 17 Mio. Forschungsberichte aus aller Welt im Fachbereich der Biomedizin an, von den aktuellsten Studien bis zum Jahre 1950 zurückgehend.

101. Adams, M./Wiedenmann, M./Tittel, G./Bauer, R.: *HPLC-MS trace analysis of atropine in Lycium barbarum berries.* Veröffentlicht in: *Phytochemical Analysis,* England, 2006 Sept; 17(5): Seite 279–283. (Studie an der Universität Graz, Österreich, Institut für Pharmazeutische Wissenschaft.) PMID: 17019928. (Eindeutiges Ergebnis der Studie: Lycium barbarum (Goji-Beeren) verschiedener Herkunft sind als nicht-giftig einzustufen !)

102. Ai, Changshan: *Zhi Bu Liang Yi Hua Gou Qi – A Word About Lycium chinense, Effective for Therapy and Nutrition.* Veröffentlicht in: Jilin Ke Xue Ji Shu Chu Ban She, : Changchun, 2002, China: ISBN-10: 7538424024, ISBN-13: 9787538424027.

103. Akagi, K./Hirose, M./Hoshiya, T./Mizoguchi, Y./Ito, N./Shirari, T.: *Modilating effects of ellagic acid, vanillin and quercetin in a ret medium term multi-organ carcinogenesis model.* Veröffentlicht in: *Cancer Letters,* Ireland, 1995 Jul 20; 94(1): Seite 113–121. PMID: 7621439.

104. Alberts, D./Ranger-Moore, J./Einspahr, J./Saboda, K./Bozzo, P. et al.: *Safety and efficacy of dose-intensive oral Vitamin A in subjects with sun-damaged skin.* Veröffentlicht in: *Clinical Cancer Research,* USA, 2004 Mar 15; 10(6): Seite 1875–1880. PMID: 15041701.

105. *Analysis Wolfberry* (Auftraggeber: Young Living Essential Oils). Industrial Labatories, Denver, Colorado, USA, 31. 12. 1998.

106. Anderson, R. A.: *Trace elements and cardiovascular diseases.* Veröffentlicht in: *Acta Pharmacologica et Toxicologica,* Denmark, 1986; 59 Suppl. (7): Seite 317 –324. PMID: 3535376.

107. Anderson, R. A. et al.: *Elevated Intakes of Supplemental Chromium Improve Glucose and Insulin Variables in Individuals with Type 2 Diabetes.* Veröffentlicht in: *Diabetes,* USA, 1997 Nov; Vol. 46, Seite 1786.

108. Anthrayose, C. V./Shashidhar, S.: *Studies on protein and taurine in normal, senile and diabetic cataractous human lenses.* Veröffentlicht in: *Indian Journal of Physiology and Pharmacology,* India, 2004 Jul; 48(3): Seite 357–360. PMID: 15648410.

109. Ascherio, Alberto: *Prospective study of nutritional factors, blood pressure and hypertension among US women.* Veröffentlicht in: *Hypertension,* USA, 1996 May; 27(5): Seite 1065–1072.

110. Barch, D. H./Rundhaugen, L. M./Stoner, G. D./Pillay, N. S./Rosche, W. A.: *Structure-function relationships of the dietary anticarcinogen ellagic acid.* Veröffentlicht in: *Carcinogenesis,* England, 1996 Feb; 17(5): Seite 1065–1072. PMID: 8625448.

111. Benton, D./Donohoe, R. T.: *The effects of nutrients on mood.* Veröffentlicht in: *Public Health Nutrition,* England, 1999 Sept; 2(3A): Seite 403–409. PMID: 10610080.

112. Benton, D./Griffiths, R./Haller, J.: *Thiamine supplementation mood and cognitive functioning.* Veröffentlicht in: *Psychopharmacology,* Germany, 1977 Jan; 129(1) Seite 66–71. PMID: 9122365.

113. Benzie, I. F./Chung, W. Y./Wang, J./Richelle, M./Bucheli, P.: *Enhanced bioavailability of zeanthin in a milk-based formulation of wolfbery (Gou Qi Zi; Fructus barbarumL.).* Veröffentlicht in: *The British Journal of Nutrition,* England, 2006 Jul; 96(1): Seite 154–160. PMID: 16870004.

114. Berra, K.: *Clinical update on the use of niacin for the treatment of dyslipidemia.* Veröffentlicht in: *Journal of the American Academy of Nurse Practitioners,* USA, 2004 Dec; 16(12): Seite 526–534.

115. Birjmohun, R. S.: *Efficacy and safety of high-density lipoprotein cholesterol-increasing compounds: a metaanalysis of randomized controlled trials.* Veröffentlicht in:

Journal of the American College of Cardiology, USA, 2005 Jan 18; 45(2): Seite 185–197.

116. Bogdan, C./Rollinghoff, M./Diefenbach, A.: *The role of nitric oxide in innate immunity.* Veröffentlicht in: *Immunological Reviews,* Denmark, 2000 Feb; 173: Seite 17–26.

117. Breithaupt, D. E./Weller, P./Wolters, M./Hahn, A.: *Comparison of plasma responses in human subjects after the ingestion of 3R, 3R'-zeaxanthin dipalmitate from wolfberry (Lycium barbarum) and non-esterified 3R, 3R'-zeaxanthin using chiral high-performance liquid chormatography.* Veröffentlicht in: *The British Journal of Nutrition,* England, 2004 May; 91(5): Seite 707–713. PMID: 15137922.

118. Brozek, J./Caster, W. O.: *Psychological effects of thiamine restriction and deprivation in normal young men.* Veröffentlicht in: *The American Journal of Clinical Nutrition,* USA, 1957 Mar-Apr; 5(2): Seite 109–120. PMID: 13410810.

119. Cao, G./Verdon C. P./Wu, A. H./Wang, H./Prior, R. L.: *Automated assay of oxygen radical absorbance capacity with the COBAS FARA II.* Veröffentlicht in: *Advances in Clinical Chemistry,* USA, 1995 Dec; 41(12 Pt 1): Seite 1738–1744. PMID: 7497614.

120. Cao, G. W./Yang, W. G./Du, P.: *Observation of the effects of LAK/IL-2 therapy combining with Lycium barbarum polysaccharides in the treatment of 75 cancer patients.* Veröffentlicht in: *Zhonghua Zhonh Liu Za Zhi* (Chinese Journal of Oncology), China, 1994 Nov; 16(6): Seite 428–431. PMID: 7720497.

121. Cartmel, B./Moon, T. E./Levine, N: *Effects of long-term intake of retinol on selected clinical and laboratory indexes.* Veröffentlicht in: *The American Journal of Clinical Nutrition,* USA, 1999 May; 69(5): Seite 937–943. PMID: 10232636.

122. Cen Y./Luo, X. S./Liu, X. X.: *Effect of L-arginine supplementation on partial-thickness burned patients.* Veröffentlicht in: *Zhongguo Xiu Fu Chong Jian Wai* Ke *Za Zhi* (Chinese Journal of Reparative and Reconstructive Surgery), China, 1999 Jul; 13(4): Seite 227-231.

123. Ceriello, A./Giugliano, D./Dello, D./Russo, P./Passariello, N.: *Hypomagnesemia in relation to diabetic retinopathy.* Veröffentlicht in: *Diabetes Care,* USA, 1982 Sep-Oct; 5(5): Seite 558–559. PMID: 7188345.

124. Chan, H. C./Chang, R. C./Koon-Ching Ip, A./Yuen, W. H./Zee, S. Y./So, K. F.: *Neuroprotective effects of Lycium barbarum Lynn on protecting retinal ganglion cells in an ocular hypertension model of glaucoma.* Veröffentlicht in: *Experimental Neurology,* USA, 2007 Jan; 203(1): Seite 269–273.PMID: 17045262.

125. Chang, R. C./So, K. F.: *Use of Anti-aging Herbal Medicine. Lycium barbarum, Against Aging-associated Diseases. What Do We Know So Far?* Veröffentlicht in: *Cellular and Molecular Neurobiology,* USA, 2007 Aug 21; PMID: 17710531.

126. Chao, J. C./Chiang, S. W./Wang, C. C./Tsai, Y. H./Wu, M. S.: *Hot water-extracted Lycium Barbarum and Rehmannia glutinosa inhibit proliferation and induce apoptosis of hepatocellular carcinoma cells.* Veröffentlicht in: *World Journal of Gastroenterology,* China, 2006 Jul 28; 12(28): Seite 4478–4484. PMID: 16874858.

127. Cheng, C. Y./Chung, W. Y./Szeto, Y. T./Benzie, I. F.: *Fasting plasma zeaxanthin response to Fructus barbarum L. (wolfberry; Kei Tze) in a food-based human sup-*

plementation trial. Veröffentlicht in: *The British Journal of Nutrition,* England, 2005 Jan; 93(1): Seite 123–130. PMID 15705234.

128. Cheng, K. T./Chang, H. C./Huang, H./Lin, C. T.: *RAPD analysis of Lycium barbarum medicine in Taiwan market.* Veröffentlicht in: *Botanical Bulletin of Academia Sinica,* Taiwan, 2000; 41: Seite 11–14.

129. Chin, Y. W./Lim, S. W./Kim, S. H./Shin, D. Y./Suh, Y. G./Kim, Y. B./Kim, Y. C./Kim, J.: *Hepatoprotective pyrrole derivatives of Lycium chinense fruits.* Veröffentlicht in: *Bioorganic & Medical Chemistry Letters,* England, 2003 Jan 6; 13(1): Seite 79–81. PMID: 12467621.

130. Coca, S. G./Perazella, M. A./Buller, G. K.: *The cardiovascular implications of hypocalemia.* Veröffentlicht in: *American Journal of Kidney Disease,* USA, 2005 Feb; 45(2): Seite 233–247.

131. Dafni, A./Yaniv, Z.: *Solanaceae as medicinal plants in Israel.* Veröffentlicht in: *Journal of Ethnopharmacology,* Ireland, 1994; 44: Seite 11–18.

132. Daniel, E. M./Stoner, G. D.: *The effects of ellagic acid and 13-cis-retinoic acid on N-nitrosobenzylmethylamine-induced esophageal tumorigenesis in rats.* Veröffentlicht in: Cancer Letters, Ireland, 1991 Feb; 56(2): Seite 117–124. PMID: 1998940.

133. De Valk, H.W.: *Magnesium in diabetes mellitus.* Veröffentlicht in: *The Netherlands Journal of Medicine,* Netherlands, 1999 Apr; 54(4): Seite 139–146. PMID: 10218382.

134. Deng, H. B./Cui, D. P./Jiang, J. M./Feng, Y. C./Cai, N. S./Li, D. D.: *Inhibiting effects of Achyranthes bidentata polysaccharide and Lycium barbarum polysaccharide on nonenzyme glycation in D-galactose induced mouse aging model.* Veröffentlicht in: *Biomedical and Environmental Sciences,* USA, 2003 Sept; 13(3): Seite 267–275. PMID: 14631832.

135. Dorey, C. K./Granata L./Nichols, C. R./Cheng, K. M./Craft, N. E.: *Dietary modulation of lens zeaxanthin in quail.* Veröffentlicht in: *Experimental Eye Research,* England, 2005 Oct; 81(4): Seite 464–477. PMID: 15913607.

136. Du, G./Liu, L./Fang, J.: *Experimental study on the enhancement of murine splenic lymphocyte proliferation by Lycium barbarum glycopeptide.* Veröffentlicht in: *Journal of Huazhong University of Science and Technology – Medical Sciences,* China, 2004; 24(5): Seite 518–520, 527. PMID: 15641709.

137. Duan, C. L./Qiao, S. Y./Wang, N. L./Zhao, Y. M./Qi, C. H./Yao, X. S.: *Studies on the active polysaccharides from Lycium barbarum L..* Veröffentlicht in: *Yao Xue Xue Bao* (Acta Pharmaceutica Sinicia), China, 2001 Mar; 36(3): Seite 196–199. PMID: 12580087.

138. Elchuri, S./Oberley, T. D./Qi, W./Eisenstein, R. S./Jackso-Roberts, L./Van Remmen, H./Epstein, C. J./Huang, T. T.: *CuZnSOD deficiency leads to persistent and widespread oxidative damage and hepatocarcinogenesis later in life.* Veröffentlicht in: *Oncogene,* England, 2005 Jan; 24(3): Seite 367–380. PMID: 15531919.

139. Feng, H. J.: *The effect of Lycium barbarum (Wolfberry) on Antioxidant Activity in the Retina of Diabetic Rats.* Experimental results of the Rich Nature Nutraceutical Lab., Mukilteo, WA, USA, 1998.

140. Flynn, M. A.: *Total body potassium in aging humans: a longitudinal study.* Veröffentlicht in: *The American Journal of Clinical Nutrition,* USA, 1989 Oct; 50(4): Seite 713–717.

141. Fulop, T. Jr. et al.: *Glucose intolerance and insulsin resistance with aging-studies on insulin receptors and post-receptor events.* Veröffentlicht in: *Archives of Gerontology and Geriatrics,* Netherlands, 1987 Jul; 6(2): Seite 107–115.

142. Gan, L./Hua Zhang, S./Liang Yang, X./Bi Xu, H.: *Immunomodulation and antitumor activity by a polysaccharide-protein complex from Lycium barbarum.* Veröffentlicht in: *International Immunpharmacology,* Netherlands, 2004 Apr; 4(4): Seite 563–569. PMID: 15099534.

143. Gan, L./Wang, J./Zhang, S.: *Inhibitation the growth of human leukemia cells by Lycium barbarum polysaccharide.* Veröffentlicht in: *Wei Sheng Yan Jiu* (Journal of Hygiene Research), China, 2001 Nov; 30(6): Seite 333–335. PMID: 12561612.

144. Gan, L./Zhang, S. H./Liu, Q./Xu, H. B.: *A polysaccharide-protein complex from Lycium-barbarum upregulates cytokine expression in human peripheral blood mononuclear cells.* Veröffentlicht in: *European Journal of Pharmacology,* Netherlands, 2003 Jun 27; 471(3): Seite 217–222. PMID: 12826241.

145. Geng, C./Wang, G./Lin, Y. et al.: *Effects on Mouse Lymphocyte and T Cells from Lycium barbarum Polycaccharide (LBP).* Veröffentlicht in: *Zhong Cao Yao* (Chinese Herbs), China, 1988; 19(7): Seite 25.

146. Gong, H./Shen, P./Jin, L./Xing, C./Tang, F.: *Therapeutic effects of Lycium barbarum polysaccharide (LBP) on irradiation or chemotherapy-induced myelosuppressive mice.* Veröffentlicht in: *Cancer Biotherapy & Radiopharmaceuticals,* USA, 2005 Apr; 20(2): Seite 155–162. PMID: 15869449.

147. Gorelik, E./Wiltrout, R. H./Okumura, K. et al.: *Role of cells in the control of metastatic spread and growth of tumor cells in mice.* Veröffentlicht in: *International Journal of Cancer,* USA, 1982 Jul. 15; 30(1): Seite 107–112.

148. Gu, S./Wang, P. L./Jiang, R.: *A study on the preventive effect of Lycium barbarum polysaccharides on the development of alcoholic fatty liver in rats and its possible mechanism.* Veröffentlicht in: *Zhonghua Gan Zang Bing Za Zhi* (Chinese Journal of Hepatology), China, 2007 Mar; 15(3): Seite 204–208. PMID: 17407712.

149. Ha, K. T./Yoon, S. J./Choi, D.Y./Kim, D. W./Kim, J. K./Kim, C. H.: *Protective effect of Lycium chinense fruit on carbon tetrachloride-induced hepatotoxicity.* Veröffentlicht in: *Journal of Ethnopharmacology,* Ireland, 2005 Jan 15; 96(3): Seite 529–535. PMID: 15619574.

150. Hai-Yang, G./Ping, S./Li, J. I./Chang-Hong, X./Fu, T.: *Therapeutic effects of Lycium barbarum polysaccharide (LBP) on mitomycin C (MMC)-induced myelosuppressive mice.* Veröffentlicht in: *Journal of Experimental Therapeutics & Oncology,* USA, 2004 Oct; 4(3): Seite 181–187. PMID: 15724837.

151. Hammond, B. R. Jr./Wooten, B. R./Snodderly, D. M.: *Preservation of visual sensitivity of older subjects: association with macular pigment density.* Veröffentlicht in: *Investigative Ophthalmology & Visual Science,* USA, 1998 Feb; 39 (2): Seite 397–406. PMID: 9478000.

152. Han, S. H./Lee, H. H./Lee, I. S./Moon, Y. H./Woo, E. R.: *A new phenolic amide from Lycium chinense Miller.* Veröffentlicht in: *Archives of Pharmacal Research,* Korea, 2002 Aug; 25 (4): Seite 433–437. PMID: 12214850.

153. Hatwal, A./Gujral, A. S./Bhatia, R. P./Agrawal, J. K./Bajpai, H. S.: *Association of hypomagnesemia with diabetic retinopathy.* Veröffentlicht in: *Acta Ophthalmologica,* Denmark, 1989 Dec; 67(6): Seite 714–716. PMID: 2618641

154. He, Y. L.: *Effects of Lycium barbarum Polysaccharide on Tumor Microenvironment T-lymphozyte Subsets and Dendritic Cells in H22-bearing Mice.* Veröffentlicht in: *Zhong Xi Yi He Xue Bao* (Journal of Chinese Integrative Medicine), China, 2005 Sept; 3 (5): Seite 374–377.

155. He, J./Pan, L./Guo, F., et al.: *Hepatoprotective Effects from Lycium barbarum Fruit in a Mouse Experiment.* Veröffentlicht in: *China Pharmacology and Toxocology,* China, 1993; 7 (4): Seite 293.

156. Heseker, H. et al.: *Psychische Veränderungen als Frühzeichen einer suboptimalen Vitaminversorgung.* Veröffentlicht in: *Ernährungs-Umschau,* Sulzbach/Ts., Germany, 1990; 37: Seite 109–118.

157. Hirose, M./Nishikawa, A./Shibutani, M./Imai, T./Shirai, T.: *Chemoprevention of heterocyclic amine-induced mammary carcinogenesis in rats.*Veröffentlicht in: *Environmental and Molecular Mutagenesis,* USA, 2002 Apr; 39(2-3): Seite 271–278.

158. Ho, Y. S./Yu, M. S./Lai, C. S./So, K. F./Yuen, W. H./Chang, R. C.: *Characterizing the neoroprotective effects of alkaline extract of Lycium barbarum on beta-amyloid peptide neurotoxicity.* Veröffentlicht in: *Brain Research,* Netherlands, 2007 Jul 16; 1158C: Seite 123–134. PMID: 17568570.

159. Hu, Q. et al: *A study on the anti-cancer effect of ningxia wolfberry.* Veröffentlicht in: *Journal of Traditional Chinese Medicine,* Beijing, China, 1989 Jun; 9 (2): Seite 117–127.

160. Huang, G./Luo, J.: *Immune Boosting Effects from Fu Fang Wu Zi Yang Zong Wan (a Chinese plant herb containing Lycium barbarum fruit).* Veröffentlicht in: *Zhong Cao Yao* (Chinese Herbs), 1990; 12 (6): Seite 27.

161. Huang, L./Lin, Y./Tian, G./Ji, G.: *Isolation, purification and physio-chemical properties of immunoactive constituents from the fruit of Lycium barbarum L.* Veröffentlicht in: *Yao Xue Xue Bao* (Acta Pharmaceutica Sinica), China, 1998 Jul; 33(7): Seite 512–516. PMID: 12016884.

162. Huang, L. J./Tian, G. Y./Wang, Z. F./Dong, J. B./Wu, M. P.: *Studies on the glycoconjugates and glycans from Lycium barbarum L. in inhibiting low density lipoprotein (LDL) peroxidation.* Veröffentlicht in: *Yao Xue Xue Bao* (Acta Pharmaceutica Sinica), China, 2001 Feb; 36 (2): Seite 108–111. PMID: 12579875.

163. Huang, X./Yang, M./Wu, X./Yan, J.: *Study on protective action of Lycium barbarum polysaccharides on DNA imparments of testicle cells in mice.* Veröffentlicht in: *Wei Sheng Yan Jiu* (Journal of Hygiene Research), China, 2003 Nov; 32 (6): Seite 599–601. PMID: 14963914.

164. Huang, Y./Lu, J./Shen, Y./Lu, J.: *The protective effects of total flavonids from Lycium barbarum L. on lipid peroxidation of liver mitochondria and red blood cell in rats.* Veröffentlicht in: *Wei Sheng Yan Jiu* (Journal of Hygiene Research), China, 1999 Mar 30; 28 (2): Seite 115–116. PMID: 11938998.

165. Huang, Y./Tan, A. Shen, Y./Lu, J.: *Scavenging effect of total flavonoids of lycium barbarum L on active oxygen radicals and inhibitory effects on heat output from L1210 cells.* Veröffentlicht in: *Wei Sheng Yan Jiu* (Journal of Hygiene Research), China, 1998 Mar; 27 (2): Seite 109–111, 115. PMID: 10682619.

166. Hulisz, D.: *Efficacy of zinc against common cold viruses: an overview.* Veröffentlicht in: *Journal of the American Pharmaceutical Association,* USA, 2004 Sep-Oct; 44 (5): Seite 594–603.

167. Izzo, A. A./Di Carlo, G./Borelli, F./Ernst, E.: *Cardiovascular pharmacotherapy and herbal medicines: the risk of drug intercation.* Veröffentlicht in: *International Journal of Cardiology,* Netherlands, 2005 Jan; 98 (1): Seite 1–14.

168. Jia, Y. X., et al: *The effect of Lycium barbarum polysaccharide on vascular tension in two-kidney, one clip model of hypertension.* Veröffentlicht in: *Sheng Li Xue Bao* (Acta Physiological Sinica), China, 1998 Jun; 50 (3): Seite 309–314.

169. Jyothi, M. D./Khar, A.: *Induction of nitric oxide production by natural killer cells: its role in tumor cell death.* Veröffentlicht in: *Nitric Oxide: Biology and Chemistry,* USA, 1999 Oct; 3 (5): Seite 409–418.

170. Kaneko, S./Wang, J./Kaneko, M./Yiu, G. Hurrell, J. M. et al.: *Protecting axonal degeneration by increasing nicotinamide adenine dinucleotide levels in experimental autoimmune encephalomyelitis models.* Veröffentlicht in: *The Journal of Neuroscience,* USA, 2006 Sept. 20; 26 (38): Seite 9794–9804. PMID: 16988050.

171. Kang, J. H./Pasquale, L. R./Willett, W./Rosner, B./Egan, K. M./Faberowski, N./Hankinson, S. E.: *Antioxidant intake and primary open-angle glaukoma: a prospective study.* Veröffentlicht in: *American Journal of Epidemiology,* USA, 2003 Aug 15; 158 (4): Seite 337–346. PMID: 12915499.

172. Kawano, Y./Matsuoka, H./Takishita, S./Omae, T.: *Effects of magnesium supplementation in hypertensive patients: assessment by office, home and ambulatory blood pressures.* Veröffentlicht in: *Hypertension,* USA, 1998 Aug; 32 (2): Seite 260–265. PMID: 9719052.

173. Kim, H. P. et al.: *Zeaxanthin dipalmitate from Lycium chinense fruit reduces experimentally induced hepatic fibrosis in rats.* Veröffentlicht in: *Biological & Pharmaceutical Bulletin,* Japan, 2002 Mar.; 25 (3): Seite 390–392.

174. Kim, S. Y. et al.: *A novel cerebroside from lycii fructus preserves the hepatic glutathione redox system in primary cultures of rat hepatocytes.* Veröffentlicht in: *Biological & Pharmaceutical Bulletin,* Japan, 1999 Aug; 22 (8): Seite 873–875.

175. Kim, S. Y./Lee, E. J./Kim, H. P./Kim, Y. C./Moon, A./Kim, Y. C.: *A novel cerebroside from lucii fructus preserves the hepatic glutathione redox system in primary cultures of rat hepatocytes.* Veröffentlicht in: *Biological & Pharmaceutical Bulletin,* Japan, 1999 Aug; 22 (8): Seite 873–875. PMID: 10480330.

176. Kim, S. Y./Coi, Y. H./Huh, H./Kim, J./Kim, Y. C./Lee, H. S.: *New antihepatotoxic cerebroside from Lycium chinense fruits.* Veröffentlicht in: *Journal of Natural Products,* USA, 1997 Mar; 60(3): Seite 274–276, PMID: 9090870.

177. Koda, K./Saito, N./Takiguchi, N. et al.: *Preoperative natural killer cell activity: correlation with distant metastases in curatively research colorectal carcinomas.* Veröffentlicht in: *International Surgery,* Italy, 1997 Apr; 82 (2): Seite 190–193.

178. Krinsky, N. I./Landrum, J. T./Bone, R. A.: *Biologic mechanisms of the protective role of lutein and zeaxanthin in the eye.* Veröffentlicht in: *Annual Review of Nutrition,* USA, 2003; 23: Seite 171–201. PMID: 12626691.

179. Lam, A. Y./Elmer, G. W./Mohutsky, M. A.: *Possible interaction between warfarin and Lycium barbarum L.* Veröffentlicht in: *The Annalas of Pharmacotherapy,* USA, 2001 Oct; 35 (10): Seite 1199–1201.

180. Lee, E.H./Faulhaber, D./Hanson, K. M./Ding, W. Peters, S. et al.: *Dietary lutein reduces ultraviolet radiation-induced inflammation and immunosuppression.* Veröffentlicht in: *The Journal of Investigative Dermatology,* USA, 2004 Feb; 122 (2): Seite 510–517. PMID: 15009738.

181. Li, G./Yang, J./Ren, B./Wang, Z.: *Effect of Lycium barbarum L. on defending free radicals of mice caused by hypoxia.* Veröffentlicht in: *Wei Sheng Yan Jiu* (Journal of Hygiene Research), China, 2002 Feb: 31(1): Seite 30–31. PMID: 12561568.

182. Li, S./Dai R. L./Qin, Z./Shen, Z. H./Wang, Y. F.: *The effects of Ag+ on the absorption of trace metal ion during the somatic embryogenesis of Lycium barbarum L.* Veröffentlicht in: *Shi Yan Sheng Wu Xue Bao,* China, 2001 Jun; 34 (2): Seite 127–130. PMID: 12549105.

183. Li, W./Dai, S./Ma, F. et al.: *Active Lymphocyte Effects Observed after Taking Lycium barbarum Fruits.* Veröffentlicht in: *Zhong Cao Yao* (Chinese Herbs), China, 1991; 22 (6): Seite 251.

184. Li, X. M.: *Protective effect of Lycium barbarum polysaccharides on streptozotocin-induced oxidative stress in rats.* Veröffentlicht in: *International Journal of Biological Macromolecules,* England, 2007 Apr 10; 40 (5): Seite 461–465. PMID: 17166579.

185. Li, X. M./Ma, Y. L./Liu, X. L.: *Effect of Lycium barbarum polysaccharides on age-related oxidative stress in aged mice.* Veröffentlicht in: *Journal of Ethnopharmacology,* Ireland, 2007 May 22; 111 (3): Seite 504–511. PMID: 17224253.

186. Li, Xueru et al: *Clinical Experiment on Lycium.* Veröffentlicht in: *Bulletin on Achievements in Scientific and Technological Research,* Serial 84, No. 4, 1988.

187. Liao, F./Folsom, A. R./Brancati, F. L.: *Is low magnesium concentration a risk factor for coronary heart disease? The Atherosclerosis Risk in Communities (ARIC) Study.* Veröffentlicht in: *American Heart Journal,* USA, 1998 Sept; 136 (3): Seite 480–490.

188. Liu, X. L./Sun, J. Y./Li, H. Y,/Zhang, L./Qiann, B. C.: *Extraction and isolation of active component for inhibiting PC_3 cell proliferation in vito from the fruit of Lycium barbarum L.* Veröffentlicht in: *Zhongguo Zhong Yao Za Zhi* (China Journal of Chinese Materia Medica), China, 2000 Aug; 25 (8): Seite 481–483. PMID: 12515210.

189. Lu, C. X./Cheng, B. Q.: *Radiosensitizing effects of Lycium barbarum polysaccharide for Lewis lung cancer.* Veröffentlicht in: *Zhong Xi Yi Jie He Za Zhi* (Chinese Journal of Modern Developments in Traditional Medicine), China, 1991 Oct; 11 (10): Seite 611–612 u. 582.

190. Lu, X./Xian, X./Lu, W./Wu, X./Gu, H.: *The regulation of Lycium barbarum on apoptosis of rat spleen in vitro.* Veröffentlicht in: *Zhong Yao Cai* (Journal of Chi-

nese Medicinal Materials), China,1999 May; 22 (5): Seite 250–251. PMID: 12575078.

191. Luo, Q./Cai, Y./Yan, J./Sun, M./Corke, H.: *Hypoglycemic and hypolipidemic effects and antioxidant activity of fruit extracts from Lycium barbarum.* Veröffentlicht in: *Life Sciences,* England, 2004 Nov 26; 76 (2): Seite 137–149. PMID: 15519360.

192. Luo, Q./Li, Z./Huang, X./Yan, J./Zhang, S./Cai, Y. Z.: *Lycium barbarum polysaccharides: Protective effects against heat-inducet damage of rat tests and H_2O_2-induced DNA damage in mouse testicular cells and beneficial effect on sexual behavior and reproductive function of hemicastrated rats.* Veröffentlicht in: *Life Sciences,* England, 2006 Jul 10; 79 (7): Seite 613–621. PMID: 16563441.

193. Luo, Q./Yan, J./Li, Q. W./Zhang, S. H.: *Effect of Lycium barbarum extract and its polysaccharides on decreasing serum lipids in rabbits.* Veröffentlicht in: *Acta Nutrimenta Sinica,* China, 1997; 19(4): Seite 415–418.

194. Luo, Q./Yan, J./Li, Q. W./Zhang, S. H.: *Effects of pure Lycium barbarum polysaccharide on antifatigue in mice. Journal of Wuhan University (Natural Science Edition),* China, 1999; 45(4): Seite 501–504.

195. Luo, Q./Yan, J./Zhang, S.: *Effects of pure crude Lycium barbarum polysaccharides on immunopharmacology.* Veröffentlicht in: *Zhong Yao Cai* (Journal of Chinese Medicinal Materials), China, 1999 May; 22 (5): Seite 246–249. PMID: 12575077.

196. Luo, Q./Yan, J./Zhang, S.: *Isolation and purification of Lycium barbarum polysaccharides and its antifatigue effect.* Veröffentlicht in: *Wei Sheng Yan Jiu* (Journal of Hygiene Research) China, 2000 Mar 30; 29 (2): Seite 115–117. PMID: 12725093.

197. MacGregor, G. A./Smith, S. J./Markandu, N. D./Banks, R. A./Sagnella, G. A.: *Moderate potassium supplementation in essential hypertension.* Veröffentlicht in: *The Lancet,* USA, 1982 Sept 11; 2 (8298): Seite 567–570. PMID: 6125727.

198. McBride, Judy: *Can Food forestall Aging?* Veröffentlicht in: *Agricultural Research Service* (ARS), United States Department of Agriculture (USDA), February 8, 1999.

199. McNair, P./ Chistiansen, C./Madsbed, S./Lauritzen, E./Faber, O. et.al.: *Hypomagnesemia, a risk factor in diabetic retinopathy.* Veröffentlicht in: *Diabetes,* USA, 1978 Nov; 27(11): Seite 1075–1077. PMID: 720767.

200. Masironi, R./Wolf, W./Mertz, W.: *Chromium in refined an unrefined sugars-possible nutritional implications in the etiology of cardiovascular diseases.* Veröffentlicht in: *Bulletin of the World Health Organization,* Switzerland, 1973; 49(3): Seite 322–324.

201. Meng, X. Z.: *Chemical constituents of fructus Lycii and folium Lycii (II): amino acid in fructus Lycii and folium Lycii.* Veröffentlicht in: *Zhong Yao Tong Bao,* China, 1987 May; 12 (5): Seite 42–44. PMID: 2964307.

202. Meyer, C. H./Sekundo, W.: *Nutritional supplementation to prevent cataract formation.* Veröffentlicht in: *Developments in Ophthalmology,* Switzerland, 2005; 38: Seite 103–119.

203. Millen, A. E./Tucker, M. A./Hartge, P./Halpern, A. et al.: *Diet and melanoma in a case-control study.* Veröffentlicht in: *Cancer Epidemiology, Biomarkers & Prevention,* USA, 2004 Jun; 13 (6): Seite 1042–1051. PMID: 15184262.

204. Mino, Y.: *Amino acid sequences of ferredoxins from Scopolia japonica and Lycium chinense: their similarities to that of Datura arborea.* Veröffentlicht in: *Biol Pharm Bull.* 2002 Oct; 25 (10): Seite 1367–1369. PMID: 12392097.

205. Mossop, R. T.: *Trivalent chromium, in atherosclerosis and diabetes.* Veröffentlicht in: *The Central African Journal of Medicine,* Zimbabwe, 1991 Nov; 37 (11): Seite 369–374.

206. Motoyama, T./Sano, H./Fukuzaki, H.: *Oral magnesium supplementation in patients with essential hypertension.* Veröffentlicht in: *Hypertension,* USA, 1989 Mar; 13 (3): Seite 227–232.

207. Ni, H./Qing, D./Kaisa, S./Lu, J.: *The study on the effect of LBP (Lycium barbarum polysaccharide) on cleaning hydrooxygen free radical by EPR technique.* Veröffentlicht in: *Zhong Yao Cai* (Journal of Chinese Medicinal Materials), China, 2004 Aug; 27 (8): Seite 599–600. PMID: 15658825.

208. Nishino, H.: *Cancer prevention by natural carotenoids.* Veröffentlicht in: *Biofactors,* Amsterdam, Netherlands, 2000; 13 (1-4): Seite 89–94.

209. Offenbacher, E. G.: *Chromium in the elderly.* Veröffentlicht in: *Biological Trace Element Research,* USA, 1992 Jan–Mar; 32: Seite 123–131.

210. Offenbacher, E. G./Pi-Sunyer, F. X.: *Chromium in Human Nutrition.* Veröffentlicht in: *Annual Review of Nutrition,* USA, July 1988, Vol. 8, Seite 543–563.

211. Park, J. B.: *N-coumaroyldopamine and N-caffeoyldopamine increase cAMP via beta 2-adrenoceptores in myelocytic U937 cells.* Veröffentlicht in: *The FASEB Journal,* USA, 2005 Apr; 19 (6): Seite 497–502.

212. Patki, P. S./Singh, J. Gokhale, S.V./Bulakh, P. M./Shrotri, D. S./Patwardhan, B.: *Efficacy of potassium and magnesium in essential hypertension: a double-blind, placebo controlled, crossover study.* Veröffnetlicht in: *British Medical Journal,* England, 1990 Sept; 301 (6751): Seite 521–523. PMID: 2207419.

213. Pattison, D. J./Symmons, D. P./Lunt, M./Welch, A./Bingham, S. A./Day, N. E./Silmann, A. J.: *Dietary beta-cryptoxanthin and inflammatory polyarthritis: results from population-based prospective study.* Veröffentlicht in: *The American Journal of Clinical Nutrition,* USA, 2005 Aug; 82 (2): Seite 451–455.

214. Peng, X. M./Huang, L. J./Qi, C. H. Zhang, Y. X./Tian, G. Y.: *Studies on chemistry and immuno-modulating mechanism of a glycoconjuate from Lycium barbarum L.* Veröffentlicht in: *Chinese Journal of Chemistry,* China, 2001; 19: Seite 1190–1197.

215. Peng, X. M./Wang, Z. F./Tian, G. Y.: *Physico-chemical properties and activity of glycoconjugate $LbGp_2$ from Lycium barbarum L.* Veröffentlicht in: *Yao Xue Xue Bao* (Acta Pharmaceutica Sinica), China, 2001 Aug; 36 (8): Seite 599–602. PMID: 12579937.

216. Peng, Y./Ma, C./Li, Y./Leung, K. S./Jiang, Z. H./Zhao, Z.: *Quantification of zeaxanthin dipalmitate and total carotenoides in Lycium fruits (Fructus Lycii).* Veröffentlicht in: *Plant Foods for Human Nutrition,* Netherlands, 2005 Dec; 60 (4): Seite 161–164. PMID: 16395626.

217. Perchellet, J. P./Gali, H. I./Perchellet, E. M./Klish, D. S./Armbrust, A. D.: *Antitumor-promoting activities of tannic acid, ellagic acid, and several gallic acid derivatives in mouse skin.* Veröffentlicht in: *Basic Life Sciences,* USA, 1992; 59: Seite 783–801. PMID: 1417700.

218. Polte, T./Tyrrell R. M.: *Involvement of lipid peroxidation and organic peroxides in UVA-inducet matrix metalloproteinase-1 expression.* Veröffentlicht in: *Free Radical Biology & Medicine,* USA, 2004 Jun; 36 (12): Seite 1566–1574. PMID: 15182858.

219. Press, R. I./Geller, J./Evans, G. W.: *The effect of chromium picolinate on serum cholesterol and apolipoprotein fractions in human subjects.* Veröffentlicht in: *The Western Journal of Medicine,* USA, 1990 Jan; 152 (1): Seite 41–45.

220. Qi, C. H./Zhang, X. Y./Zhao, X. N./Huang, L. J. et al.: *Immunoactivity of the crude polysaccharides from the fruit of Lycium barbarum L.* Veröffentlicht in: *Chinese Journal of Pharmacology and Toxicology,* China, 2001: 15(3): Seite 180–184.

221. Qi, Z./Li, S./Wu, J. et al.: *Chemical Analysis on Lycium barbarum Fruit and Leaves.* Veröffentlicht in: *Zhong Yao Tong Bao* (Chinese Herb News), China, 1986; 11 (3): Seite 41.

222. Ren, B./Ma, Y. Shen, Y./Gao, B.: *Protective action of Lycium barbarum L. (LbL) and betaine on lipid peroxidation of erythrocyte membrane induced by* H_2O_2. Veröffentlicht in: *Zhongguo Zhong Yao Za Zhi* (China Journal of Cinese Materia Medica), China, 1995 May; 20 (5): Seite 303–304. PMID: 7492366.

223. Rosanoff, A.: *Magnesium and hypertension.* Veröffentlicht in: *Clinical Calcium,* Japan, 2005 Feb; 15 (2): Seite 255–260.

224. Salvemini, Daniela: *Enzyme Mimetic Reduces Joint Diseases in Rheumatoid Arthritis Model.* University of Messina, Italy. Veröffentlicht am 12. 1. 2001 im Internet unter: arthritissupport.com

225. Schroeder, H. A.: *The role of trace elements in cardiovascular diseases.* Veröffentlicht in: *The Medical Clinics of North Amerika,* USA, 1974 Mar; 58 (2): Seite 381–396.

226. Shao, L. X.: *Effects of the extract from bergamot and boxthorn on the delay of skin aging and hair growth in mice.* Veröffentlicht in: *Zhongguo Zhong Yao Za Zhi* (China Journal of Chinese Materia Medica), China, 2003 Aug; 28 (8): Seite 766–769. PMID: 15015364.

227. Smith, W. A./Freeman, J. W./Gupta, R. C.: *Effect of chemopreventive agents on DNA adduction induced by the potent mammary carcinogen dibenzo(a,l)pyrene in the human breast calls MCF-7.* Veröffentlicht in: *Mutation Research,* Netherlands, 2001 Sept 1; 480-481: Seite 97–108. PMID: 11506803.

228. Snellen, E. L./Verbeek, A. L./Van Den Hoogen, G. W./Cruysberg, J. R./ Hoyng, C. B.: *Neovascular age-related macular degeneration and its relationship to antioxydant intake.* Veröffentlicht in: *Acta Ophthalmologica Scandinavia,* Denmark, 2002 Aug; 80 (4): Seite 368–371. PMID: 12190777.

229. Soni, K. B./Lahiri, M./Chackradeo. P./Bhide, S. V./Kuttan, R.: *Protective effect of food additives on aflatoxin-induced mutagenicity and hepatocarcinogenicity.* Veröffentlicht in: *Cancer Letters,* Ireland, 1997 May 19; 115(2): Seite 129–133. PMID: 9149115.

230. Staprans, I./Pan, X. M./Rapp, J. H./Feingold, K. R.: *Oxidized cholesterol in the diet is a source of oxidized lipoproteins in human serum.* Veröffentlicht in: *Journal of Lipid Research,* USA, 2003 Apr; 44 (4): 705–715.

231. Staprans, I./Pan, X. M./Rapp, J. H./Feingold, K. R.: *Oxidized cholesterol in the diet accelerates the development of aortic atherosclerosis in cholesterol-fed rabbits.* Veröffentlicht in: *Arteriosclerosis, Thrombosis and Vascular Biology,* USA, 1998 Jun; 18 (6): Seite 977–983.

232. Strapans, I. et al.: *Oxidized cholesterol in the diet accelerates the development of atherosclerosis in LDL receptor- and apolipoprotein E-deficient mice.* Veröffentlicht in: *Arteriosclerosis, Thrombosis and Vascular Biology,* USA, 2000 Mar; 20 (3): Seite 708–714.

233. Tao, M./Zhao, Z.: *In Vitro Anti-Mutation Effect of Lycium barbarum Polysaccharide (LBP).* Veröffentlicht in: *Zong Cao Yao* (Chinese Herbs), China, 1992; 23 (9): Seite 447.

234. Tartter, P. I./Steinberg, B./Barron, D. M. et al.: *The prognostic significance of natural killer cytotoxicity in patients with colorectal cancer.* Veröffentlicht in: *Archives of Surgery,* USA, 1987 Nov; 122 (11): Seite 1264–1268.

235. Teel, R. W.: *Ellagic acid binding to DNA as a possible mechanism for its antimutagenic and anticarcinogenic action.* Veröffentlicht in: *Cancer Letters,* Ireland, 1986 Mar; 30(3): Seite 329–336. PMID: 3697951.

236. Thomson, L. R./Toyoda, Y./Delory, F. Z./Garnett, K. M. et. al.: *Long term dietary supplementation with zeaxanthin reduces photoreceptor death in light-damaged Japanese quail.* Veröffentlicht in: *Experimental Eye Research,* England, 2002 Nov; 75(5): Seite 529–542. PMID: 12457865.

237. Tian, M./Wang, M.: *Studies on extraction, isolation and composition of Lycium barbarium polysaccharides.* Veröffentlicht in: *Zhongguo Zhong Yao Za Zhi* (China Journal of Chinese Materia Medica), China, 2006 Oct; 31 (19): Seite 1603–1607. PMID: 17165585.

238. Toyoda-Ono, Y./Maeda, M./Nakao, M./Yoshimura, M. Sugiura-Tomimori, N./Fukami, H.: *2-O-(beta-D-Glycopyranosyl)ascorbic acid, a novel ascorbic acid analogue isolated from Lycium fruit.* Veröffentlicht in: *Journal of Agricultural and Food Chemistry,* USA, 2004 Apr. 7; 52 (7): Seite 2092–2096. PMID: 15053557.

239. Toyoda, Y./Thomson, L./Langner, A./Craft, N. E. et al.: *Effect of dietary zeaxanthin on tissue distribution of zeaxanthin and lutein in quail.* Veröffentlicht in: *Investigative Ophthalmology & Visual Science,* USA, 2002 Apr; 43 (4): Seite 1210 –1221. PMID: 11923268.

240. Wang, J. H./Hang, H. Z. Zhang, M./Zhang, S.H.: *Effect of anti-aging Lycium barbarum Polysaccharide.* Veröffentlicht in: *Acta Nutrimenta Sinica,* China, 2002; 24(2): Seite 189–194.

241. Wang, S. Y./Jiao, H.: *Scavenging capacity of berry crops on superoxide radicals, hydrogen peroxide, hydroxyl radicals, and singlet oxygen.* Veröffentlicht in: *Journal of Agricultural and Food Chemistry,* ACS Publ., Washington, USA, 2000 Nov; 48 (11): Seite 5677–5684. PMID: 11087538.

242. Wang, Y./Zhao, H./Sheng, X./Gambino, P. E./Costello, B./Bojanowski, K.: *Protective effect of Fructus Lycii polysaccharides against time and hyperthermia-*

induced damage in cultured seminiferous epithelum. Veröffentlicht in: *Journal of Ethnopharmacology,* Ireland, 2002 Oct; 82 (2-3): Seite 169–175. PMID: 12241992.

243. Watzl, B./Bub, A./Brandstetter, B. R./Rechkemmer, G.: *Modulation of human T-lymphocyte functions by the consumption of carotenoid-rich vegetables.* Veröffentlicht in: *The British Journal of Nutrition,* England, 1999 Nov; 82 (5): Seite 383–389.

244. Watzl, B./Kulling, S. E./Moseneder, J./Barth, S. W./Bub, A.: *A 4-week intervention with high intake of carotenoid-rich vegetables and fruit reduces plasma C-reactive protein in healthy, nonsmoking men.* Veröffentlicht in: *The American Journal of Clinical Nutrition,* USA, 2005 Nov; 82 (5): Seite 1052–1058.

245. Wei, R. B. et al.: *Study on antiinflammatory effect of a compound TCM agent containing and extractive in animal models.* Veröffentlicht in: *Zhongguo Zhong Yao Za Zhi* (China Journal of Chinese Materia Medica), China, 2002 Mar; 27 (3): Seite 215–218.

246. Wu, B. Y./Zou, J. H./Meng, S. C.: *Effect of wolfberry fruit and epidemium on DNA synthesis of the aging-youth 2BS fusion cells.* Veröffentlicht in: *Zhongguo Zhong Xi Yi Jie He Za Zhi* (Chinese Journal of Modern Developments in Traditional Medicine), China, 2003 Dec; 23 (12): Seite 926–928.

247. Wu, G. H./Zhang, Y. W./Wu, Z. H.: *Modulation of postoperative immune and inflammatory response by immune-enhancing enternal diet in gastrointestinal cancer patients.* Veröffentlicht in: *World Journal of Gastroenterology,* China, 2001 Jun; 7 (3): Seite 357–362.

248. Wu, H./Guo, H./Zhao, R.: *Effect of Lycium barbarum polysaccharide on the improvement of antioxidant ability and DNA damage in NIDDM rats.* Veröffentlicht in: *Yakugaku Zasshi* (Journal of the Pharmaceutical Society of Japan), Japan, 2006 May; 126 (5): Seite 365–371. PMID: 16679745.

249. Wu, S. J./Ng, L. T./Lin, C. C.: *Antioxidant activities of some common ingredients of traditional chinese medicine: Angelica sinensis, Lycium barbarum and Poria cocos.* Veröffentlicht in: *Phytotherapy Research,* England, 2004 Dec; 18 (12): Seite 1008–1012. PMID: 15742346.

250. Xie, C./Xu, L. Z./Li, X. M./Li, K. M./Zhao, B. H./Yang, S. L.: *Studies on chemical constituents in fruit of Lycium barbarum L.* Veröffentlicht in: *Zhongguo Zhong Yao Za Zhi* (China Journal of Chinese Materia Medica), China, 2001 May; 26 (5): Seite 323–324. PMID: 12528521.

251. Xin, Y. F./Zhou, G. L./Deng, Z. Y./Chen, Y. X./Wu, Y. G./Xu, P. S./Xuan Y. X.: *Protective effect of Lycium barbarum on doxorubicin-induced cardiotoxity.* Veröffentlicht in: *Phytotherapy Research,* England, 2007 Jul; 11. PMID: 17622973.

252. Xu, D. S./Kong, T. Q./Ma, J. Q.: *The inhibitory effects of extracts from Fructus lycii and Rhizoma polygonati on in vitro DNA breakage by alternariol.* Veröffentlicht in: *Biomedical and Environmental Sciences,* San Diego, USA, 1996 Mar; 9 (1): Seite 67–70.

233. Xu, M./Zhang, H./Wang, Y.: *The protective effects of Lycium barbarum polysaccharide on alloxan-induced isolated islet cells damage in rats,* Veröffentlicht in: *Zhong Yao Cai* (Journal of Chinese Medicinal Materials), China, 2002 Sept; 25 (9): Seite 649–651. PMID: 12451977.

254. Xu, Y./He, L./Xu, L./Liu, Y.: *Advances in immunopharmacological study of Lycium barbarum L.* Veröffentlicht in: *Zhong Yao Cai* (Journal of Chinese Medicinal Materials), China, 2000 May; 23 (5): Seite 295–298. PMID: 12934598.

255. Yin, J./Guo, L. G.: *Contemporary Chinese Medicine Research and Clinical Applications.* Chinese Medicine Institute, Beijing, 1993, Seite 477–482.

256. Yu, M. S./Lai, C. S./Ho, Y. S./Zee, S. Y./So, K. F. et al.: *Characterization of the effects of anti-aging medicine Fructus lycii on beta-amyloid peptide neurotoxcity.* Veröffentlicht in: *International Journal of Molecular Medicine,* Greece, 2007 Aug; 20 (2): Seite 261–268. PMID: 17611646.

257. Yu, M. S./Ho, Y. S./So, K. F./Yuen, W. H./Chang, R. C.: *Cytoprotective effects of Lycium barbarum against reducing stress on endoplasmatic reticulum.* Veröffentlicht in: *International Journal of Molecular Medicine,* Greece, 2006 Jun; 17 (6): Seite 1157–1161. PMID: 16685430.

258. Yu, M. S./Leung, S. K./Lai, S. W./Che, C. M./Zee, S. Y. et al.: *Neuroprotective effects of anti-aging oriental medicine Lycium barbarum against beta-amyloid peptide neurotocicity.* Veröffentlicht in: *Experimental Gerontology,* England, 2005 Aug-Sept; 40 (8-9): Seite 716–727. PMID: 16139464.

259. Zhang, B./Zhang, X./Li, W.: *The injury of Xenpus laevis oocytes membrane and its acetyicholine rezeptor by free radical and the protection of lycium barbarum polysaccharide.* Veröffentlicht in: *Zhongguo Yin Yong Sheng Li Yue Za Zhi* (Chinese Journal of Applied Physiology), China, 1997, Nov; 13 (4): Seite 322–325. PMID: 10322961.

260. Zhang, K. Y./Leung, H. W./Yeung, H. W./Wong, R. N.: *Differentiation of Lycium barbarum from its related Lycium species using random amplified polymorphic DNA.* Veröffentlicht in: *Planta Medica,* Germany, 2001 Jun; 67 (4): Seite 379–381. PMID: 11458465.

261. Zhang, M./Chen, H./Huang, J./Li, Z./Zhu, C./Zhang, S.: *Effect of Lycium barbarum polysaccharide on human hepatoma QGY7703 cells: inhibition of proliferation and induction of apoptosis.* Veröffentlicht in: *Life Sciences,* England, 2005 Mar 18; 76 (18): Seite 2115–2124. PMID: 15826878.

262. Zhang, M./Wang, J./Zhang, S.: *Study on the composition of Lycium barbarum polysaccharide and its effect on the growth of weanling mice.* Veröffentlicht in: *Wei Sheng Yan Jiu* (Journal of Hygiene Research), China, 2002 Apr; 31 (2): Seite 118–119. PMID: 12561548.

263. Zhang, X.: *Experimental research on the role of Lycium barbarum polysaccharide in anti-peroxidation.* Veröffentlicht in: *Zhongguo Zhong Yao Za Zhi* (China Journal of Chinese Materia Medica), China, 1993 Feb; 18 (2): Seite 110–112, 128. PMID: 8323695.

264. Zhang, Yanbo: *Molecular Approach to the Authentication of Lycium barbarum and its Related Species.* Veröffentlicht als M. Phil. Thesis. Hong Kong, Baptist University, 2000.

265. Zhao, H./Alexeev A./Chang, E./Greenbourg, G./Bojanowski, K.: *Lycium barbarum glycoconjugates: effect on human skin and cultured dermal fibroblasts.* Veröffentlicht in: *Phythomedicine: International Journal of Phytotherapy and Phytopharmacology,* Germany, 2005 Jan; 12 (1-2): Seite 131–137. PMID: 15693720.

266. Zhao R./Li, Q./Xiao B.: *Effect of Lycium barbarum polysaccharide on the improvement on insulin resistance in NIDDM rats.* Veröffentlicht in: *Yakugaku Zasshi* (Journal of the Pharmaceutical Society of Japan), Tokyo, Japan, 2005 Dec; 125 (12): Seite 981–988.

267. Zhi, F./Zheng, W./Chen, P./He, M.: *Study on the extraction process of polysaccharide from Lycium barbarum.* Veröffentlicht in: *Zhong Yao Cai* (Journal of Chinese Medicinal Materials), China, 2004 Dec; 27 (12): Seite 948–950. PMID: 15807251.

268. Zhou, Q./Sun, S. Q./Leung, H. W.: *FTIR and classification study on gouqi from different cultural areas.* Veröffentlicht in: *Guang Pu Xue Yu Guang Pu Fen Xi* (Chemistry Analytical Journal), China, 2003 Jun; 23 (3): Seite 509–511. PMID: 12953527.

269. Zhu, J./Zhao, L. H./Zhao, X. P./Chen, Z.: *Lycium barbarum polysaccharides regulate phenotypic and functional maturation of murine dendritic cells.* Veröffentlicht in: *Cell Biology International,* England, 2007 Jun; 31(6): Seite 615–619. PMID: 17289406.

Zur Information: Diese Auflistung ist nur eine bescheidene Auswahl der derzeit vorliegenden Studien zur Thematik dieses Buches. Bis August 2007 wurden weltweit bereits über 2700 wissenschaftliche Forschungsarbeiten, Fachartikel und Erfahrungsberichte zum Thema *Lycium barbarum, Wolfberry* bzw. *Goji* veröffentlicht. Eine relativ umfassende Übersicht findet sich im Internet unter: http://scholar.google.de. In diesem Portal werden unter den entsprechenden Stichwörtern ca. 2000 internationale Veröffentlichungen über die Goji-Beere aufgezeigt. Wir bitten um Verständnis, dass wir aus Platzgründen nur die voran gezeigte Selektion der publizierten Untersuchungen nennen konnten, da sich der Umfang des vorliegenden Buches bei erschöpfender Auflistung aller Arbeiten in etwa verdoppelt hätte.

BILDNACHWEIS

Seite 8: X. S. Zhang, Beijing, China
Seite 12, 33: Beijing Virtual Museum of TCM, Beijing, China
Seite 15: Bundesamt für Naturschutz, D-53179 Bonn
Seite 16: X. Y. Wang, Zhengzhou, Henan, China
Seite 21, 145: Tourist Office, Yinchuan, Ningxia, China
Seite 58: Alois Hanslian, Rommersdorfer Str. 2a, D-53604 Bad Honnef
Seite 65: Ningxia Newfield Trading Co. Ltd, Yinchuan Ningxia, China
Seite 69: Yinchuan Saishangjiangnan Trading Co. Ltd., Yinchuan, Ningxia, China
Seite 65: Ningxia Zhicheng Bio Foodstuff Industry Co. Ltd., Ningxia, China
Seite 119: Fuyang Green Foods Co. Ltd., Fuyang, Anhiu, China
Seite 134, 138: Tianyu Xingda Co. Ltd./You Chain Group, China
Seite 136: Chinagoji, Shikong, Zhongning, Ningxia, China